LA
MÉDECINE ET L'ART
EN NORMANDIE

POUR SERVIR A L'HISTOIRE DE LA MÉDECINE EN NORMANDIE

PAR

A. HALIPRÉ, R. HELOT, G. PANEL, P. PETIT

(planches hors texte et gravures dans le texte)

TOME II

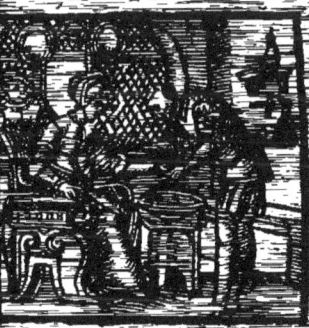

ROUEN
LESTRINGANT, ÉDITEUR
Rue Jeanne Darc
1906

LA MÉDECINE ET L'ART

EN NORMANDIE

Nº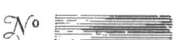

Tiré à cent exemplaires.

LA
MÉDECINE ET L'ART EN NORMANDIE

DOCUMENTS POUR SERVIR A L'HISTOIRE DE LA MÉDECINE EN NORMANDIE

PAR

P. DEROCQUE, A. HALIPRÉ, R. HÉLOT, G. PANEL, P. PETIT

(**12** planches hors texte et **21** figures dans le texte)

TOME II

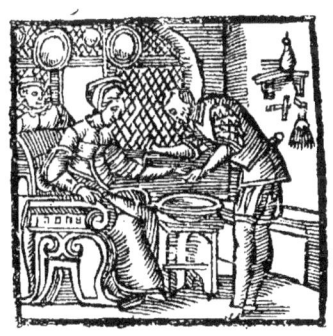

ROUEN
LESTRINGANT, ÉDITEUR
Rue Jeanne-Darc, 11

1906

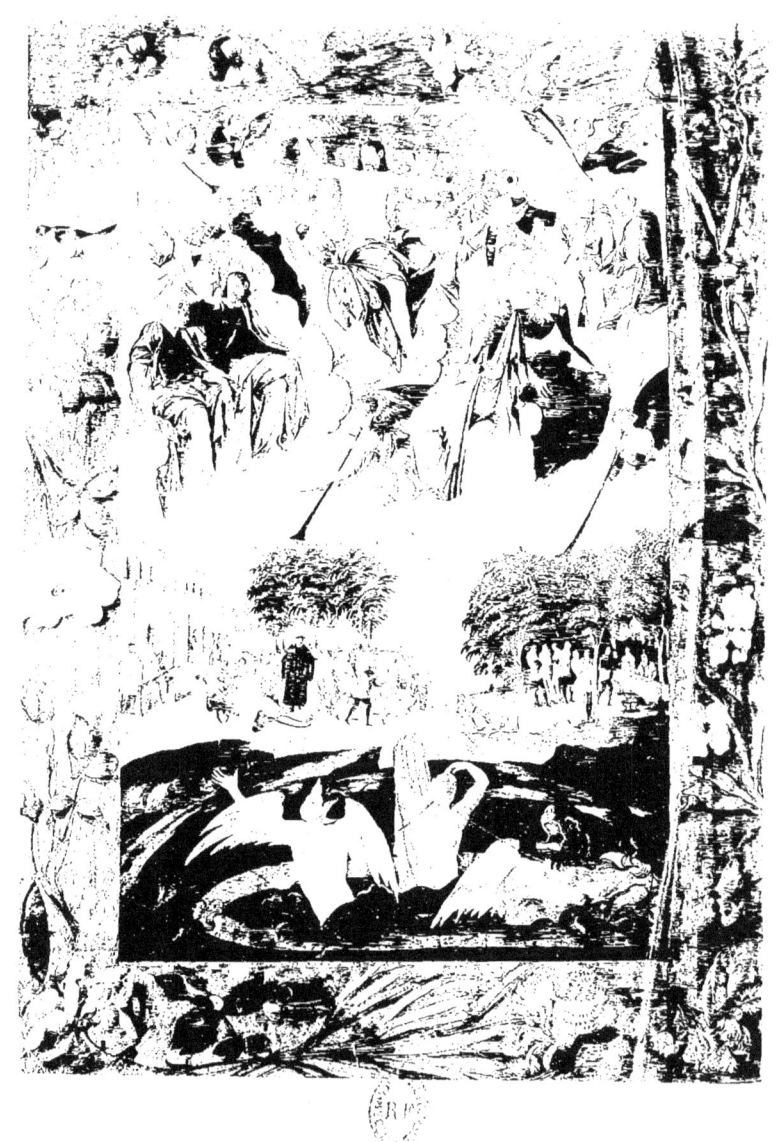

LA PARABOLE DU MAUVAIS RICHE

Cartulaire du XVIe siècle (Archives départementales)

XVI

QUELQUES MOTS SUR L'ASSISTANCE AUX INDIGENTS VERS LE MILIEU DU XVIe SIÈCLE, A ROUEN

Un court aperçu sur le fonctionnement de l'Assistance aux indigents vers le milieu du xvie siècle nous montre que dès cette époque existaient à l'état d'ébauche la plupart des organisations charitables que nous avons aujourd'hui sous les yeux.

Les chroniques du temps [1] nous apprennent que les pouvoirs civils et religieux avaient fort à faire pour régulariser la marche des œuvres charitables et pour empêcher les abus. La paresse faisait naître une foule de faux miséreux qui accaparaient une partie des ressources du fonds de charité au détriment des vieillards et des infirmes. La mendicité, qui tout d'abord était libre, avait dû être réglementée. Dès 1521 les pauvres furent répartis par quartiers ou paroisses. A certains jours ils se rendaient devant les portes des communautés et devant les maisons de bourgeois pour recevoir des secours en nature, du blé, des légumes, du lard, etc., distributions comparables à celles que font nos Bureaux de bienfaisance et nos Dispensaires.

Bientôt une entente se fit entre la Chambre des pauvres, composée de membres du Parlement, et les autorités religieuses. On établit une liste des pauvres et on édicta des peines sévères contre les faux pauvres. On chassa de la ville les pauvres vagabonds ou *pauvres-passants* qui devinrent souvent un véritable danger pour les campagnes voisines. Toutefois, à leur passage dans la ville on consentait à leur donner un abri momentané. L'hôpital Saint-Vivien, véritable *Asile de nuit*, fondé vers le milieu du xvie siècle par Jean Le Fèvre, maire de Rouen, leur était réservé. Il contenait 13 lits; on y donnait l'hospitalité pendant deux nuits consécutives. On remettait en outre, à chaque pauvre, deux fagots, de la Saint-Michel jusqu'à Pâques.

---

1. La plupart des faits auxquels nous faisons allusion sont consignés dans les Bulletins de l'Académie de Rouen.

Le nombre de ceux qui profitaient de cette hospitalité était assez considérable. Il s'éleva souvent à plus de 1,500 par an [1].

Pour aider à la répartition des aumônes on dressa une liste régulière des dons volontaires. Un Cartulaire manuscrit du xvi⁰ siècle, conservé aux Archives départementales [2], contient une série de *copies prises sur les originaux des titres de rentes, tant perpétuelles qu'à condition de rachat*, données au Bureau des pauvres. L'auteur du manuscrit n'a point laissé son nom. Il n'a pas non plus signé l'enluminure placée en tête de l'ouvrage et dont nous avons cru intéressant de donner la reproduction. Cette enluminure, d'une richesse de coloris remarquable, admirablement conservée, rappelle la manière des peintres italiens de la Renaissance. L'ensemble de la composition dénote chez l'artiste un véritable talent. Le sujet est emprunté à la parabole du *Mauvais riche*, de l'évangile selon saint Luc [3] : « Il y avait un homme riche qui était vêtu de pourpre et de fin lin, et il faisait tous les jours des festins splendides. Et il y avait un mendiant du nom de Lazare qui était couché à sa porte, couvert d'ulcères, désirant se rassasier des miettes qui tombaient de la table du riche, et personne ne lui en donnait ; mais les chiens venaient et léchaient ses ulcères. Or, il arriva que le mendiant mourut, et il fut porté par les anges dans le sein d'Abraham. Le riche mourut aussi et il fut enseveli dans l'enfer. »

Le centre de la composition nous montre, opposés l'un à l'autre, le bon et le mauvais riche. A droite, le mauvais riche est assis seul devant une table chargée de mets. Les serviteurs se pressent en foule autour de lui. Il ne prête aucune attention au pauvre Lazare. Celui-ci est étendu à quelques pas ; les chiens, seuls, paraissent compatir à sa misère. Le bon riche, au contraire, distribue des

---

1. Rouen : Notice sur l'ancien hôpital Saint-Vivien, par Ch. de Beaurepaire. (*Bulletin de la Commission des Antiquités*, t. VI, p. 72.)

Au xvii⁰ siècle, il y avait à l'hôpital Saint-Vivien deux dortoirs : l'un, pour les hommes, avec neuf lits ; l'autre, pour les femmes, avec quatre lits. Au xviii⁰ siècle, il n'y avait plus qu'un dortoir où seuls les hommes étaient admis. L'hôpital subsistait encore en 1792. Il fut vendu comme bien national le 22 octobre 1793.

Des hôpitaux semblables existaient à Arques, Sainte-Foi-de-Longueville, Vaudreville, Aumale, Caudebec, Ecouis, Envermeu, Gaillefontaine, Gournay.

2. M. de Beaurepaire nous a accueilli avec sa bienveillance accoutumée. Il nous a permis de consulter le Cartulaire et a mis à notre disposition un exemplaire du recueil de poésies du *Puy des pauvres*. Nous tenons à l'en remercier bien vivement.   A. H.

3. Les quatre évangiles ; évangile selon saint Luc : le pauvre Lazare et le mauvais riche.

vêtements aux pauvres. La table est largement servie et les malheureux y sont admis. Un malade, étendu sur une sorte de civière, reçoit les soins de deux femmes placées près de lui. Un peu plus à gauche se dessine le profil d'un édifice sévère, avec fenêtres grillagées, devant lequel est représenté un prisonnier avec les entraves aux jambes. Devant lui, un homme incliné s'apprête à le soulager ; allusion, sans aucun doute, à l'une des *œuvres de miséricorde* qui consistait à rendre visite aux prisonniers et à leur porter quelque nourriture. A cette époque, les prisonniers n'avaient droit qu'au pain et à l'eau, et encore, cette maigre pitance ne leur était-elle que prêtée ; ils en devaient acquitter le prix plus tard.

A la partie supérieure, l'artiste a reproduit le Jugement dernier : Le Christ, la Vierge, les douze Apôtres. Des anges sonnent la trompette du Jugement dernier. La partie inférieure du sujet nous montre l'enfer ; des animaux fantastiques vomissent des flammes par la gueule entr'ouverte ; le mauvais riche lève des yeux suppliants.....

Malgré tout ce qu'on faisait pour stimuler le zèle des donateurs, la charité libre devint bientôt insuffisante.

En 1558, « .... la Cour ordonne que nouvelles exhortations seront faites aux prônes des paroisses, et de nouvelles quêtes à domicile.

» Et si aucuns habitants se trouvent qui, sans respect aux bonnes et sainctes remontrances qui leur seront faictes, ne voudraient se cotiser volontairement et raisonnablement, ni considérer combien ils sont tenus envers Dieu qui, par sa grâce et libéralité, leur a voulu prêter des biens temporels plus que suffisants, à condition de l'en remercier et de lui en être reconnaissants en la personne des pauvres qui le représentent, la Cour y pourvoiera et procèdera de telle façon que les ingrats seront forcés de convertir leurs superfluités en aumônes pour subvenir à la nécessité de leurs frères chrétiens habitant avec eux la même ville. »[1]

Après avoir sollicité on imposa les cotisations, et on les fit recevoir par des quêteurs désignés dans chaque paroisse par les paroissiens et obligés à une semaine de service. On encourageait les riches à faire, dans leurs testaments, la part des pauvres.

Enfin, pour limiter la fraude, on décide que : « désormais deux fois par an, il serait fait monstre, au Procureur général, de tous

---

1. Cité par M. Gosselin ; Académie de Rouen, 1872-73.

les pauvres mis et couchés en l'aumône, hommes ou femmes, de quelque état ou condition qu'ils soient ; qu'ils porteraient une chandelle allumée pour partir et aller aux lieux qui seront ordonnés, et ce, afin qu'ils puissent être veus et congneus, et qu'aucune fraude ou abus n'y puisse être fait ou commis ».

Puis on reconnut que « les dites chandelles étaient de petite utilité et de grand coût », que beaucoup de pauvres éteignaient leur chandelle et « la muchaient ».

On remplaça l'obligation de porter chandelle allumée par celle de porter journellement sur leurs habits une marque en drap de couleur, « laquelle obligation pourra estre occasion que plusieurs voudront plutôt quitter l'aumône que porter ladite marque ».

La Chambre des pauvres s'occupe des enfants des pauvres-mendiants ; elle les loge, habille, nourrit jusqu'à 5 ans, les confie à maîtres et maîtresses jusqu'à 10 ans, puis les place chez des « maîtres » pour leur apprendre un métier pour les mettre en état « de vivre à l'avenir et de ne demeurer inutiles à la chose publique ». Ces quelques lignes ne nous montrent-elles pas, déjà esquissée, toute l'organisation de nos crèches et écoles maternelles, des cantines scolaires, des écoles communales, des écoles professionnelles.[1]

En 1544, le Parlement avait pris la direction de la Chambre des pauvres et lui avait donné le nom de Bureau des pauvres, nom qui était employé récemment encore dans le peuple pour désigner l'Hospice-Général. A côté du Bureau des pauvres fonctionnait le Bureau de la santé, dont le nom indique suffisamment le but. Les deux sociétés se réunissaient dans une des chambres de l'Hôtel-Dieu.

Vers la même époque (1522) on eut l'idée ingénieuse d'organiser des concours de poésie en l'honneur de la Charité. M. de Beaurepaire a été assez heureux pour retrouver, à la bibliothèque de Versailles, le *Trésor immortel*, recueil de 50 pièces couronnées à ce concours. Ce recueil, publié par ses soins pour la *Société des Bibliophiles normands*, est précédé d'une introduction dans laquelle sont exposées les circonstances qui ont donné naissance à ces concours.

Parlant de l'état aigu du paupérisme à cette époque, M. de Beaurepaire ajoute : « Accessoirement, et comme à dessein de jeter quelque ornement sur un fond si sombre et si lugubre, l'idée vint

1. Le nom de la rue des *Bons-Enfants* nous a conservé le souvenir de ces institutions de prévoyance.

d'instituer un concours de poésie en faveur de la Charité envisagée comme œuvre de religion, et ce concours, on l'appela le *Puy des Pauvres* ». Ce n'était pas d'ailleurs une innovation, et des concours de poésie avaient déjà eu lieu. Le rondeau suivant, que nous reproduisons légèrement modifié pour en rendre la lecture plus facile, donnera une idée de ce que fut cette poésie spéciale.[1]

RONDEAU

Comme le grain de la terre couvert
Après qu'il a produit son germe vert
A la moisson sa graine renouvelle.
L'Aumône ainsi d'un cœur humble et fidèle
Fait que pour lui Paradis est ouvert.

L'habit donné au pauvre découvert
Est du chrétien fidèle recouvert
Multiplié en la saison nouvelle
    Comme le grain.

Et l'aumônier qui la faim n'a souffert
Ainsi de son pain à l'indigent offert
Recueillera fruit de vie immortelle.

Voilà comment en la gloire éternelle
Au bien vivant la sainte aumône sert
    Comme le grain.

Anthoine LORIN.

1. Voici l'original :

RONDEAU

Comme le grain de la terre couvert
Aprez qu'il a produit son germe verd
A la moisson sa grainne renouvelle
L'omosne aisi d'un cœur humble et fidelle
Faict que pour luy Paradis est ouvert.

L'abit donné au paoure descouvert
Est du chrestien fidelle recouvert
Multiplié en la saison nouvelle
    Comme le grain.

Et l'omosnier qui la faim n'hà souffert
Ains de son pain à l'indigent offert
Recueillera fruict de vie immortelle.

Voilà comment en la gloire éternelle
Au bien-vivant la saincte omosne sert
    Comme le grain.

Anthoine LORIN.

F° lxxxiij.

Le *Trésor immortel* ; tiré de l'Ecriture sainte par Jacques Sireulde. Publié, avec une introduction, par Ch. de Beaurepaire.

« Il faut de l'indulgence, dit M. de Beaurepaire, pour prendre un sérieux intérêt à ces productions froides et prétentieuses, souvent d'une subtilité qui déroute la plus scrupuleuse attention. »

Certes, nos concitoyens font pâle figure à côté de leurs contemporains de la Pléiade, et nous aurions peine à retrouver chez eux cette sève poétique qui bouillonnait,

> Comme on voit en septembre aux tonneaux angevins
> Bouillir en écumant la jeunesse des vins.

Le *Puy des pauvres* fut de courte durée. Les luttes politiques et religieuses allaient bientôt retenir toute l'attention. Nous devions rappeler cet élan généreux pour le soulagement de la misère. Ne répond-il pas exactement à la pensée qui inspire, de nos jours encore, l'organisation des Fêtes de charité ?

Nil novi sub sole.

A. HALIPRÉ.

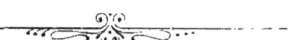

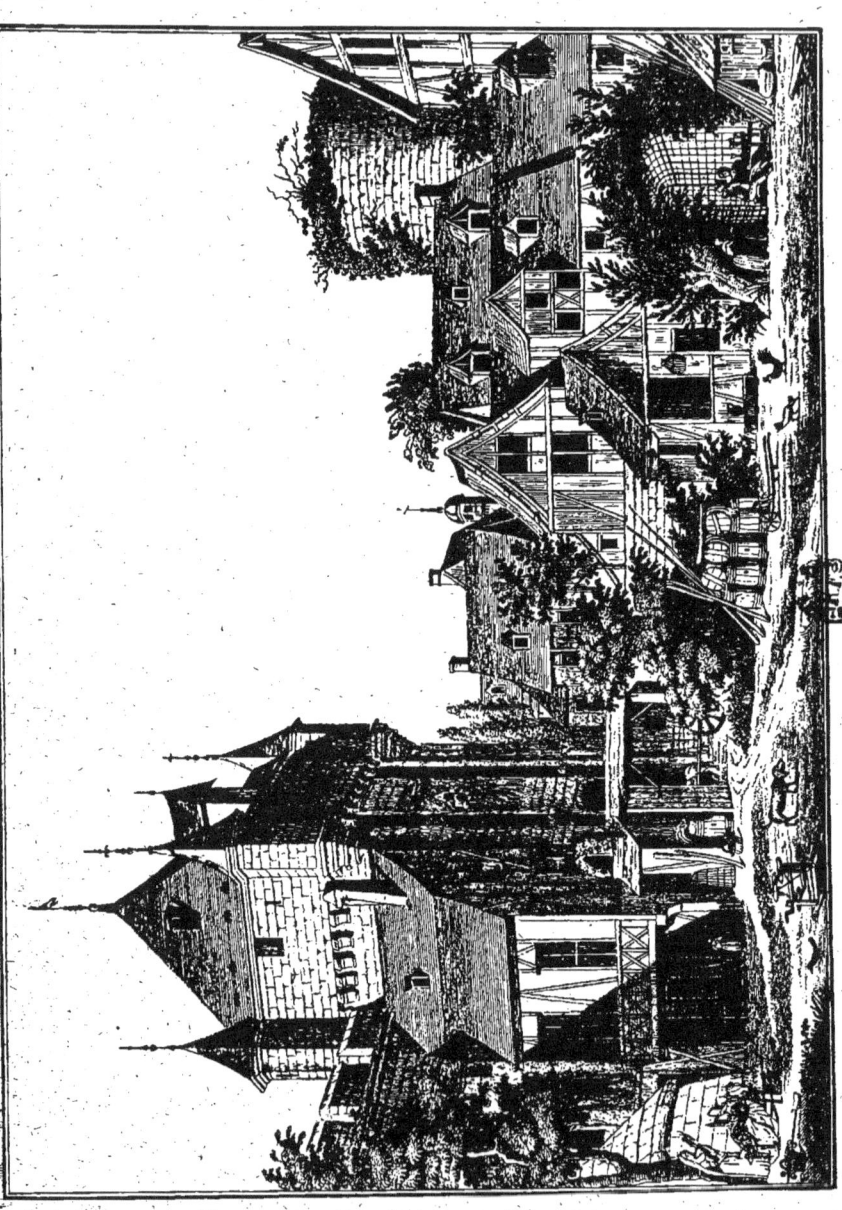

L'AMPHITHÉÂTRE D'ANATOMIE DE LA PORTE BOUVREUIL EN 1790

(D'après Millin : *Antiquités nationales*, t. III, n° xxxvi, pl. 4, p. 2)

XVII.

L'AMPHITHÉATRE DE L'ÉCOLE D'ANATOMIE ET DE CHIRURGIE DE ROUEN
CONSTRUIT SUR LA PORTE BOUVREUIL

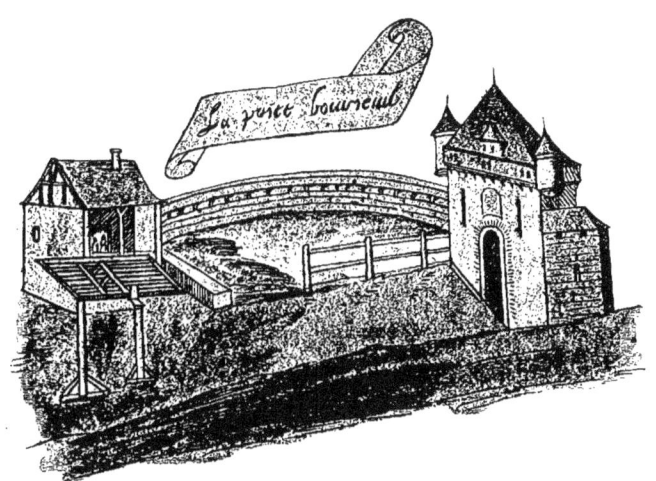

La Porte Bouvreuil en 1525

Rouen est redevable à Le Cat de la création de la première École publique d'Anatomie et de Chirurgie. Il ne faudrait cependant pas croire qu'avant l'arrivée de Le Cat dans notre ville, l'anatomie et la chirurgie n'y étaient pas enseignées. Les membres de la Communauté des chirurgiens de Rouen faisaient souvent des cours en public « autant que la commodité de leurs maisons le pouvait permettre, et ces exercices ont eu l'applaudissement des magistrats, qui les honoraient de leurs présences ». En 1736, ces cours n'étaient pas réguliers; mais, au dire des membres de la Communauté des chirurgiens, cette irrégularité n'avait pour cause que le manque de fonds nécessaires, un édit du Roi de 1723 ayant supprimé la somme destinée à subvenir aux dépenses causées par ces cours[1]. Le véritable motif de la suppression des cours d'anatomie est celui donné par le Collège des médecins : le droit d'enseigner l'anatomie, qui appartenait à ce collège, avait été cédé aux chirurgiens par les médecins, qui se réservaient le droit d'ouvrir la première séance par un

---

1. *Archives départementales.* (Fond des chirurgiens.)

discours payé cinquante livres. Depuis 1715, les chirurgiens ne payaient plus le discours d'ouverture, et les cours n'étaient plus faits[1].

Dès le début de son établissement à Rouen, Le Cat enseigna l'anatomie et la chirurgie. La réputation de ses leçons ayant rendu le local de l'Hôtel-Dieu destiné à cet usage trop étroit, il conçut le désir de posséder un amphithéâtre plus vaste. Après avoir vaincu des difficultés sans nombre, Le Cat obtint de la Ville de Rouen le dessus de la porte Bouvreuil pour y établir un amphithéâtre d'anatomie[2]. Quelque temps avant, Le Cat avait visité la porte Bouvreuil, et l'ayant trouvée propre à ses projets, il avait intéressé à leur exécution M. de Pontcarré, qui appuya sa demande auprès de MM. les Echevins[3]. En 1736, au mois de décembre, eut lieu l'ouverture de l'Ecole d'Anatomie et de Chirurgie ; Le Cat prononce à cette occasion un discours sur l'utilité et la nécessité de l'anatomie[4]. Les chambres construites sur la porte Bouvreuil étaient en très mauvais état ; aussi, dès l'année suivante, Le Cat adresse une lettre aux Maire et Echevins de la Ville de Rouen, les suppliant de lui accorder pour ses démonstrations d'anatomie un établissement plus solide ; mais la Ville ne consentit pas à un changement. Le Cat ayant obtenu du Roi, le 14 février 1738, des lettres patentes lui conférant le titre de « professeur et démonstrateur royal en anatomie et chirurgie », l'amphithéâtre de la porte Bouvreuil devint l'*Ecole royale d'Anatomie et de Chirurgie de Rouen*[5].

La porte Bouvreuil avait été construite au XIIIe siècle, l'enceinte nord de Rouen, dite de « saint Louis », ayant été commencée à cette époque[6]. D'après de Jolimont[7], cette porte existait dès 1225. On peut attribuer l'origine du nom de Bouvreuil à un ancien fief de Bouvreuil qui était situé près de cette porte, en dehors de la ville[8]. Pendant le XVe siècle, la « porte Bouvereul » prit le nom de « porte

---

1. Avenel : *Le Collège des médecins de Rouen.*
2. *Notice sur les débuts de Cl. Nicolas Le Cat*, par M. le docteur L. Boucher, Rouen, 1901.
3. *Eloge de Le Cat*, par Baillière, page 47. (Académie de Rouen.)
4. *Traité des sensations et des passions de Le Cat.* — *Avis concernant le discours sur l'utilité et la nécessité de l'anatomie.*
5. Baillière, page 48.
6. Chéruel : *Histoire de la commune de Rouen*, tome II, page 500.
7. De Jolimont : *Les principaux édifices de Rouen en 1525, dessinés à cette époque d'après les plans du Livre des fontaines.*
8. Périaux : *Dictionnaire des rues et places de Rouen.*

du Chastel », parce qu'elle était contiguë au château de Philippe-Auguste[1]. Elle reprit son nom au xvie siècle pour ne plus le quitter. En 1459, on fit quelques réparations à la porte : Périaux pense qu'elle fut reconstruite en 1520, mais il n'appuie pas son opinion sur des documents. Les ponts de la porte Bouvreuil furent refaits en 1596[2]. Taillepied en 1610, et Gomboust en 1655, citent la porte « de Bouvereul » dans leurs recueils des « Antiquités et singularités de la ville de Rouen ». Au commencement du xviiie siècle, le dessus de la porte Bouvreuil était loué à Thomas Bellier, « faiseur de noir à noircir ». Ce bâtiment fut incendié le 14 août 1705[3]. Le pont-levis de la porte fut détruit en 1707. Telle est l'histoire de la porte dont le dessus avait été cédé à Le Cat pour en faire un amphithéâtre.

D'après les plans de Rouen au xviiie siècle que nous avons consultés, la porte Bouvreuil devait être située sur l'emplacement actuel de la place Bouvreuil, au dessous de la rue du Cordier, un peu en avant de la grande porte du couvent des Ursulines, et dans l'axe de la rue de la Glacière.

Nous ne connaissons que deux gravures représentant la porte Bouvreuil. L'une est extraite du manuscrit des fontaines de le Lieur ; elle date, par conséquent, de 1525 ; nous la reproduisons en tête de cet article. On voit sur cette naïve ébauche que la porte est formée d'un massif carré soutenant des tourelles en encorbellement ; au-dessus de la porte se trouve la chambre de levage des herses et du pont : c'était là où étaient établis les treuils et les contrepoids, ce qui permettait, en cas de guerre, de faire les manœuvres dans les combles, à l'abri de l'ennemi. La seconde des gravures représente la porte Bouvreuil telle qu'elle existait en 1790[4] ; elle nous donne des détails plus intéressants sur la situation de la porte et son aspect extérieur. Dans la partie droite de la gravure on voit les ruines de la tour du donjon du Vieux-Château, dans laquelle Jeanne d'Arc subit les interrogatoires, et qui reçut en 1866 le nom de Tour Jeanne d'Arc ; au centre, on aperçoit un petit clocher dans le lointain : c'est celui de la chapelle des Ursulines. Une maison est appuyée contre

---

1. *Réponse à l'essai sur l'époque de construction des diverses enceintes militaires de Rouen*, de M. BALLUE, par M. RICHARD ; *Revue de Rouen*, 1846, note de la page 156.
2. *Compte rendu des Echevins de Rouen*, J. FÉLIX, tome Ier, page 122. (Société de l'Histoire de Normandie.)
3. *Archives de l'Hôtel-de-Ville*, liasse 63.
4. Elle est extraite des *Antiquités nationales*, de MILLIN.

la porte et le mur crénelé qui y fait suite. Quelques mètres seulement séparent la porte des maisons voisines. Cette porte est bien la même que celle reproduite dans l'esquisse du xvie siècle ; c'est une porte élégante ouverte à travers une simple tour carrée sans flanquements, qui n'a pas la lourdeur des portes basses et étroites du xiie siècle. Ce massif carré présente des meurtrières dans sa partie supérieure : on en voit quatre du côté du faubourg dans le mur en encorbellement au-dessous duquel sont figurés des mâchicoulis ; ce mur présente à l'est une petite ouverture grillagée. Dans le toit, au nord, une fenêtre en mansarde, et à l'est une petite cheminée.

Les détails de la porte que nous ne pouvons distinguer dans la gravure nous sont donnés par de Jolimont. La porte était ornée d'un écusson aux armes de la maison de Brézé, qui étaient d'azur à huit croisettes d'or posées en orle autour d'un écusson d'or comblé d'azur, et l'azur rempli d'argent. Les supports de cet écusson étaient peu distincts à la fin du xviiie siècle ; ce devaient être des levrettes[1]. A côté des armes du mari de la célèbre Diane de Poitiers, se trouvaient les armes de la Ville de Rouen. Du côté du faubourg, au-dessus de la porte, entre les deux jambes du pont-levis, il y avait, suivant un usage du Moyen-Age, une statue de la Vierge, avec ces vers :

> Le modèle de cette image
> Est un modèle si parfait,
> Que le Créateur qui l'a fait
> S'est enfermé dans son ouvrage.

Nous possédons peu de renseignements sur l'amphithéâtre lui-même. On accédait primitivement à la partie supérieure de la porte par deux escaliers ; quand la Ville offrit cet emplacement à Le Cat, un seul seulement était encore praticable : celui de gauche, l'escalier de droite tombant en ruine. Le dessus de la porte était divisé en deux pièces, l'une située du côté de la ville, l'autre vers les faubourgs. D'après une délibération de l'Hôtel-Dieu, l'appartement du côté du midi n'aurait eu qu'une seule croisée ; celui du nord n'avait pas d'ouvertures quand Le Cat en prit possession ; on en aurait fait deux, d'environ deux pieds, et on y aurait mis des croisées[2]. Sur la gravure tirée de l'ouvrage de Millin, il n'y a qu'une seule fenêtre

---

1. De la Galissonnière : *Recherche sur la Noblesse de Rouen*. (Manuscrit de la Bibliothèque de Rouen.)

2. Délibération de l'Hôtel-Dieu de la Madeleine de Rouen, du 28 décembre 1736.

en mansarde au nord. Une erreur a donc été faite, soit par l'artiste, soit sur le registre des délibérations.

En 1738, Le Cat fit construire dans l'amphithéàtre une tribun pour les dames, qui fut « munie des précautions dues à la décenc et à la délicatesse »[1]. Le Cat fut dédommagé par l'Hôtel-Dieu d'en viron la moitié des frais d'aménagement de l'amphithéàtre. Il dirigea lui-même les travaux de la salle dont il avait conçu le plan : cet aménagement dans les fortifications de Rouen lui rappelait les années de sa jeunesse pendant lesquelles il était passionné pour le génie militaire : ce fut de ses premières études sur l'architecture militaire qu'il conserva son talent de dessinateur.

Le Cat habitait alors à peu de distance de la porte Bouvreuil, au Coq. On appelait ainsi le carrefour formé par les rues Beauvoisine, du Cordier, et par celle qui conduit à la place de la Rougemare. Il n'avait que quelques pas à faire pour se rendre à l'Ecole d'anatomie ; cela lui évitait une perte du temps qui pour lui était si précieux, car il enseignait à lui seul les matières confiées, à l'Ecole Saint-Côme de Paris, à cinq professeurs : Petit, Audouille, Verdier, Morand et Garengeot. La Communauté des chirurgiens de Rouen, en apprenant qu'il était question de créer dans cette ville une Ecole publique de chirurgie, avait élaboré un projet d'Ecole qui est conservé aux Archives départementales[2]. Les chirurgiens y étudient le moyen de trouver les fonds nécessaires ; ils reconnaissent la nécessité de trois démonstrateurs : Le traitement de chaque démonstrateur y est fixé ; l'un d'eux touchera une somme double de celle perçue par ses collègues ; il sera en quelque sorte le directeur de l'Ecole. La Communauté va même jusqu'à calculer ce que rapportera au démonstrateur chacun de ses cours. Rien n'est oublié : on règle la manière de procéder à la nomination des démonstrateurs et du directeur ; des concours et des prix sont institués. La Ville ne tint aucun compte du projet de la Communauté des chirurgiens, et Le Cat fut nommé seul démonstrateur de toutes les matières enseignées à l'Ecole de la porte Bouvreuil ; il pouvait donc appeler très justement cette Ecole « son Ecole »[3]. Le caractère de Le Cat ne lui faisait malheureusement pas racheter cet accaparement. Un étranger de passage à Rouen a pu écrire, après avoir causé quelques heures

---

1. Préface du *Traité de la Théorie de l'ouïe* ; LE CAT, 1768
2. *Fond des chirurgiens.*
3. *Abrégé de l'Ostéologie*, de M. Le Cat, à l'usage de son Ecole, Rouen, 1767.

avec lui : « M. Le Cat est un petit homme maigre, phlegmatique et sentencieux, il est froid, silencieux et précieux »[1]. Les travaux de Le Cat font oublier les défauts de son caractère ; il fut un des plus grands chirurgiens de son siècle, et beaucoup de ses confrères se décidèrent à faire un long voyage pour assister à ses leçons.

Quand Le Cat commençait ses démonstrations, il l'écrivait à l'Administration de l'Hôtel-Dieu ; en même temps, il faisait placarder des affiches annonçant l'ouverture de son cours dans les différents

---

DIEU AIDANT.
SOUS L'AUTORITÉ DU ROI
ET LES AUSPICES
DE M. DE LA MARTINIERE,
SON PREMIER CHIRURGIEN.

CLAUDE-NICOLAS LE CAT, *Ecuyer, Docteur en Médecine, & Chirurgien en Chef de l'Hôtel-Dieu de Rouen, Lithotomiste Penfionnaire de la même Ville, Correfpondant de l'Académie Royale des Sciences de Paris, Affocié de celle de Chirurgie, de la Société Royale de Londres, de l'Académie Royale de Madrid, de celle de Berlin & de Lyon, de l'Inftitut de Bologne, des Académies Impériales des Curieux de la Nature, de celle de S Petersbourg, & Secrétaire perpétuel de celle de Rouen, Profeffeur & Démonftrateur Royal en Anatomie & Chirurgie*, fera les Leçons & Démonftrations concernant la connoiffance & le traitement des MALADIES CHIRURGICALES, qui ne font point comprifes dans le Cours d'Opérations. Ce Cours fera fuivi, fans interruption, de celui des MEDICA-MENS, de celui d'OSTEOLOGIE & des MALADIES DES OS.

Il ouvrira ces Cours le Lundi 20 Septembre 1762, & continuera tous les Lundis, Mardis, Jeudis & Vendredis, à trois heures précifes, dans l'Amphitheatre conftruit fur la Porte Bouvreuil.

---

carrefours de la ville, et il envoyait cette même affiche au domicile de ses confrères. C'est une de ces affiches que nous possédons qui est reproduite ici en réduction : elle mesure 21 centimètres sur 27. Elle fut adressée à Pillort, demeurant rue de la Prison ; le nom de ce chirurgien est écrit au dos, de la main de Le Cat. C'est à la suite de la lecture d'une affiche semblable, dans laquelle Le Cat prenait le titre de docteur et de professeur, qu'un procès lui fut intenté par

---

1. *Voyage de A. N. Duchesne au Havre et en Haute-Normandie, 1762*, publié avec notice par l'Abbé P. Bernier. (Société d'histoire de Normandie.)

le Collège des Médecins devant le Bailliage de Rouen. Il est curieux de constater, sur ce placard, qu'après avoir invoqué l'aide de Dieu et du Roi, Le Cat se met, par respect pour le premier chirurgien du Roi, sous sa protection ; or, aujourd'hui, par l'effet des années, le nom du protecteur est moins considérable que celui du protégé. Dans cette affiche, Le Cat, après avoir énuméré ses titres nombreux, annonce qu'il fera ses leçons les lundis, mardis, jeudis et vendredis à 3 heures. Il continue à employer le mot « leçons », nonobstant l'opposition qui lui a été signifiée en 1746 par le sieur Limar, huissier, au nom du Collège des Médecins, de ne plus employer le terme de leçons dans ses affiches[1].

Le quartier Bouvreuil possédait déjà un établissement peu agréable pour ses habitants : la morgue. Depuis 1610, époque à laquelle fut construit le grand escalier qui conduit de la rue Faucon à la rue du Bailliage, on avait placé sous l'escalier le dépôt des cadavres non reconnus. La création de l'amphithéâtre d'anatomie fut peu agréable aux habitants du quartier, qui trouvaient fréquemment dans la rue des morceaux de cadavres. Après s'être plaints sans succès au professeur, les désagréments augmentant de plus en plus, en 1739 les habitants du quartier assignèrent Le Cat devant le lieutenant général de police[2]. Un tonnelier, Jean Cavelier, qui habitait la maison la plus voisine de la porte[3], et David Le Prince, se plaignent des mauvaises odeurs qui proviennent de la quantité de cadavres que le sieur Le Cat fait apporter dans l'amphithéâtre. Une maîtresse boulangère du faubourg Bouvreuil, la veuve Chaussart, perd ses clients, qui ont été effrayés à la vue des cadavres que l'on déchargeait. Une autre femme, la veuve Duverger, se plaint de la « puanteur horrible ». Tous ces plaignants sont des locataires de la ville, mais beaucoup d'autres habitants du quartier sont disposés à signer une requête[4]. Le 30 décembre 1739, Le Cat plaide lui-même sa cause : il reconnaît le fondement des plaintes des habitants du quartier ; mais si quelqu'un est en faute, c'est la Ville, propriétaire de l'amphithéâtre, qui n'a pas fait griller les fenêtres ; si ce travail était fait, les chats ne pourraient plus venir emporter les morceaux

---

1. AVENEL : *Le Collège des Médecins de Rouen*, p. 259.

2. *Les Barbiers et les Chirurgiens en Normandie avant 1792, et documents sur l'Anatomie* ; GOSSELIN, *Revue de Rouen*, 1863, page 543.

3. La maison du tonnelier dut servir à cet usage jusqu'à la fin du siècle ; sur la gravure on aperçoit des tonneaux en tas, à peu de distance de la porte.

4. *Archives de l'Hôtel-de-Ville*, liasse 109, série 10.

de membres. Pour terminer l'affaire, le lieutenant général enjoignit à Le Cat de veiller personnellement à son amphithéâtre et de faire en sorte que de telles plaintes ne se renouvellent pas de la part des habitants[1].

Le Cat, débarrassé des obstacles opposés à sa création, pouvait enfin faire ses cours. Outre les gens de l'art, des curieux de la nature de tous les états vinrent en foule remplir son amphithéâtre : le démonstrateur eut la satisfaction d'y voir « le beau sexe même, dont les grâces sont le domaine naturel »[2], et il y eut jusqu'à dix-huit femmes dans la tribune[3]. Dans la préface de son cours d'ostéologie, Le Cat écrit que ses élèves lui demandaient cet ouvrage depuis trente ans : jusqu'à la publication de son cours, il dictait ses leçons d'ostéologie ; mais il reconnaît lui-même que c'est un mauvais procédé, les élèves faisant de mauvaises copies ; ces dictées ne sont utiles qu'au professeur, qui, petit à petit, arrive à faire des leçons dignes de l'impression. Son « nouveau système sur la cause de l'évacuation périodique du sexe » avait fait le sujet de plusieurs leçons avant d'être imprimé. Il conçut cet ouvrage vers 1730 ; il enseignait ce « nouveau système » chaque année « dans son établissement de Rouen » ; tous les ans il revisait son cours, il y introduisait des changements et des additions, mais le fond restait le même[4]. La plupart des autres ouvrages de Le Cat ne sont également que la reproduction de ses leçons ; il le dit lui-même dans la préface du traité de la théorie de l'ouïe[5] : « Le traité des sensations et des passions, celui des sens, sont le fruit de mes premières leçons publiques ». Le Cat professa non seulement l'anatomie, la physiologie, la pathologie et la chirurgie[6] dans l'amphithéâtre de la porte Bouvreuil, il fit encore pendant plusieurs années des cours publics de physique expérimentale et des cours de thérapeutique. Dans l'affiche que nous publions, il annonce des leçons sur les maladies chirurgicales, suivies « sans interruption des cours sur les médicaments ». Les Chirurgiens de Rouen n'exagéraient pas en disant que

---

1. Gosselin : *Les Barbiers et les Chirurgiens en Normandie avant 1792.*
2. Préface du *Traité de la théorie de l'ouïe.*
3. Lettre de Le Cat à de Cideville, du 11 octobre 1757. (Archives de l'Académie de Rouen.)
4. Lettre à M. Roux, auteur du *Journal de Médecine. Nouveau système sur la cause de l'évacuation périodique du sexe* ; Le Cat, 1765.
5. Paris, 1768.
6. *Traité des sensations et des passions* ; Le Cat, Paris, 1767, préface, page xxxi.

le programme de Le Cat demandait pour être exécuté « au moins cent vingt ou cent trente cours publics ».

L'amphithéâtre de la porte Bouvreuil était l'amphithéâtre officiel ouvert à tous les étudiants; il existait cependant encore à Rouen des laboratoires clandestins. Le 17 mai 1740, on fit une descente au domicile d'un nommé Jeanson, et on trouva « des squelettes suspendus par le crâne au plafond ; ils étaient tous fort bien montés et la plupart étaient recouverts d'un vernis de couleur naturelle. On constata, en outre, que tout cela était très puant et causait beaucoup d'infection, parce que le cœur, les poumons, la rate, le foie et la vessie étaient restés dans plusieurs squelettes, lesquels ainsi que leurs viscères étaient peints en couleur naturelle et couverts de vernis »[1]. Jeanson, interrogé, répondit qu'il se livrait au commerce des squelettes qu'il expédiait en Angleterre. Il fut incarcéré.

En 1750, le Collège des Médecins, trouvant les cours de Le Cat insuffisants pour l'instruction des élèves, décida de reprendre les cours d'anatomie qui « n'ont été interrompus que par le temps contraire »[2]; d'après les médecins, les cours de Le Cat étaient « plus curieux qu'utiles au public »[3].

Dans le cours des deux premières années qui suivirent la création de l'amphithéâtre de la porte Bouvreuil, d'autres chirurgiens que Le Cat avaient fait des opérations en public[4]; mais de 1738 jusqu'en 1764, Le Cat pouvait dire « mon Ecole », il en était le seul professeur. A cette époque, la Ville créa un cours d'accouchement qui fut professé par Thibault sur la porte Bouvreuil ; il reçut le titre de professeur et de démonstrateur royal en accouchements : le 22 mai 1764, la Ville lui accorda une somme de 25 livres pour l'achat de deux médailles destinées à servir de prix[5]. Quelque temps après, Le Cat étant tombé malade et s'étant rétabli, un poète célébra sa convalescence par les quatre vers suivants[6] :

> Mort, va chercher ailleurs une moindre victime :
> Notre Esculape, enfin à ta faux échappé
> Va par plus d'un mortel à tes mains arraché
> Mettre au dernier degré son art et notre estime.

1. Gosselin, page 544.
2. Avenel, page 269.
3. Avenel, page 258.
4. Archives départementales. (Fond des chirurgiens.)
5. Archives de l'Hôtel-de-Ville. (Délibérations du 22 mai 1764.)
6. Annonces, affiches et avis divers de la Haute et Basse-Normandie, 28 avril 1768.

Cette prédiction n'eut pas le temps de se réaliser; trois mois après la publication de ces vers, l'Esculape de Rouen était fauché par la mort. Son décès fut annoncé dans les *Affiches de Normandie* par des « vers élégiaques » dus à la plume de M. Dieres, avocat au Parlement. La période la plus brillante de l'Ecole d'anatomie et de chirurgie de la porte Bouvreuil était terminée ; petit à petit cette Ecole sera abandonnée par les successeurs du grand chirurgien rouennais.

David succéda à Le Cat et continua les traditions d'accaparement de son beau-père; il enseigna « dans l'amphithéâtre ordinaire sur la porte Bouvreuil[1] l'anatomie, la physiologie, la chirurgie et la thérapeutique ».

Thibault, qui jusqu'ici n'avait pas interrompu ses leçons, se démet de sa place de professeur et démonstrateur royal, en faveur de Beaumont fils, qui ouvrit ses cours d'accouchements le lundi 29 avril 1771, à « trois heures de relevée, et les continua tous les lundis, jeudis et vendredis, à dix heures et demie du matin, aux Ecoles de chirurgie, rue et porte Bouvreuil[2] ».

A la mort de David, en 1784, la Communauté des Chirurgiens de Rouen choisit pour le remplacer cinq démonstrateurs : Grillon, Pillore, Ruby[3], Leschevin et Gamare. La Ville trouva inutile de nommer cinq professeurs; elle se contenta de donner deux adjoints à Laumonier qui venait d'être nommé chirurgien en chef de l'Hôtel-Dieu : un pour la botanique, l'autre pour les accouchements[4]. C'était en définitive maintenir l'enseignement tel qu'il avait été ces dernières années. Laumonier fut nommé, comme ses prédécesseurs à l'Hôtel-Dieu, démonstrateur royal d'anatomie et de chirurgie. En 1786, il prit possession de la chaire où Le Cat et David avaient professé[5].

L'amphithéâtre de la porte Bouvreuil existait depuis cinquante

1. *Annonces*, 1771, page 14.
2. *Annonces*, 26 avril 1771.
3. C'est Ruby qui fit le pari suivant, que nous avons trouvé écrit par lui, aux Archives départementales : « Du 30 juin 1785 a été fait pari d'honneur entre Messieurs Ruby et le Maire, scavoir par Monsieur Ruby que la capitale de la Picardie était la ville d'Amiens, et par M. le Maire que c'était la ville de Soissons, le dit pary montant à la somme de trente-huit livres douze sols qui s'est trouvée dans la bourse de Monsieur le Maire, et qu'il avait jettée sur le bureau, proposant la parier, ce qu'ils ont signé tous deux, s'obligeant à représenter la sus diste somme aussitôt que la question sera décidée au désavantage de l'un ou de l'autre. »
4. DE BEAUREPAIRE : *Recherches sur l'instruction publique dans le diocèse de Rouen avant 1789.*
5. *Le chirurgien Laumonier*, par G. PENNETIER.

ans environ, quand l'Administration de l'Hôtel-Dieu se décida à faire à ses frais les réparations de la couverture des deux chambres construites sur la porte Bouvreuil[1]. En 1785, Laumonier demanda à l'Hôtel-Dieu des nouvelles croisées pour la chambre de démonstration ; mais sa requête ne fut pas accueillie favorablement.

En 1789, le sieur La Barbe, chirurgien gagnant maîtrise de l'Hôtel-Dieu de la Madeleine, ayant commencé le cours d'anatomie et de chirurgie auquel il était assujetti par le règlement du Bureau de l'Administration de l'hôpital, du 16 janvier 1789, dans l'amphithéâtre de la porte Bouvreuil, fut traduit par le Collège de Chirurgie de Rouen devant la police du Bailliage, malgré l'autorisation qu'il avait reçue du Corps municipal et de l'Administration des hospices d'ouvrir son cours sur la porte Bouvreuil. Il fut condamné aux dépens le 20 mars 1790, et il fut fait « défense au sieur La Barbe de professer, dans l'amphithéâtre royal de Bouvreuil, soit l'anatomie, soit toute autre partie de la chirurgie, à peine de cinq cents livres d'amende pour la première fois, et de plus grandes peines en cas de récidive[2] ».

L'amphithéâtre de la porte Bouvreuil touchait à sa fin : Laumonier, dans un mémoire conservé à l'Hôtel-de-Ville[3], énumère les inconvénients de ce local, incommode par lui-même et par sa situation ; il demande comme amphithéâtre la maison que Mme Le Cat avait habitée à l'Hôtel-Dieu. Les membres du Collège de chirurgie objectèrent que cette maison serait surtout commode pour le chirurgien de l'Hôtel-Dieu ; ils en veulent au plus central, à la portée de tous les professeurs, car il faut en nommer plusieurs, et ils proposent l'amphithéâtre du Collège agrandi ou un autre local dans lequel on établirait le Collège et l'amphithéâtre. La Ville, qui à cette époque ne pouvait se livrer à aucune dépense extraordinaire, répondit que le bâtiment édifié sur la porte Bouvreuil devait être encore employé au même usage. Malgré cette décision, il ne devait plus y avoir de cours d'anatomie sur la porte Bouvreuil. L'an III, Blanche ouvre un cours de chirurgie dans l'amphithéâtre de l'Hôpital militaire, rue de Lille[4] ; l'an suivant, le 2 brumaire, il fait son cours d'anatomie « au supplément de l'Hôpital militaire de Rouen, rue Beau-

---

1. *Archives de l'Hôtel-de-Ville*, liasse 109, série 10.
2. *Archives départementales*, liasse des chirurgiens (imprimés) et plumitif de l'Hôtel-Dieu (séance du 4 décembre 1789).
3. Liasse 109, série 10.
4. *Journal de Rouen* du 24 ventôse de l'an III ; n° 173.

voisine [1] ». A cette époque, le républicain Laumonier, comme l'appelle Auber [2], inaugure le nouvel amphithéâtre de l'Hôtel-Dieu ; « un nouveau sanctuaire s'ouvre aujourd'hui pour le culte de l'anatomie, s'écrie-t-il ; l'esprit des temps barbares qui la vit naître, qui la proscrivit, la persécuta, la rendit informe et presque impraticable, n'est plus ; la philosophie l'emporte [3] ». Laumonier, qui veut attribuer à la Révolution les bienfaits de la création à Rouen d'une Ecole d'anatomie, paraît oublier l'Ecole royale de la porte Bouvreuil, qui existait depuis soixante ans ; Laumonier continua ses cours dans l'amphithéâtre de l'Hospice d'humanité « tous les jours impairs, à dix heures du matin, issue ses pansements [4] ».

L'amphithéâtre de la porte Bouvreuil avait été déclaré incommode par Laumonier, il l'avait décrit comme ouvert à toutes les injures de l'air. Cet état n'empêcha pas un officier de santé, Etienne Beaumont, d'y continuer ses cours publics d'accouchements. Ce « professeur et démonstrateur public en accouchements » fit ses cours tous les ans, « assez ordinairement pendant les mois de prairial et messidor, aux anciennes écoles publiques de chirurgie, rue et porte Bouvreuil [5] ». Le professeur était aussi misérable que son amphithéâtre était délabré ; il avait demandé quelques années avant un certificat d'indigence à la Municipalité de Rouen, pour avoir la remise de quelques frais dans un procès [6] ; c'était le fils de Beaumont qui avait eu lui-même un procès à soutenir contre la Communauté des Chirurgiens en 1734. Le cours de Beaumont était annoncé par des affiches placardées dans toute la ville et les faubourgs ; il les cessa en 1801, peu de temps avant la destruction de la salle qui lui servait pour faire ses cours.

Laumonier avait annoncé la destruction de l'amphithéâtre de la porte Bouvreuil pour l'année 1789 [7], mais la porte ne fut démolie que dix ans plus tard : elle tombait complètement en ruines quand, le 2 décembre 1802, elle fut adjugée pour 2,430 francs ; son acquéreur la fit abattre immédiatement ; ainsi disparurent les vestiges de la première Ecole d'anatomie et de chirurgie de Rouen.

René HÉLOT.

1. *Journal de Rouen* du 23 vendémiaire an IV ; n° 23.
2. Réponse du citoyen Auber au discours de Laumonier.
3. Discours sur l'Anatomie, prononcé le 2 septembre 1793, dans l'amphithéâtre de l'Hôtel-Dieu de Rouen, par le citoyen Laumonier.
4. *Journal de Rouen* du 12 brumaire an IV ; n° 42.
5. *Almanach de Rouen*, an V.
6. Lettre de Beaumont à M. de Pérignon.
7. *Archives de l'Hôtel-de-Ville* : Mémoire de Laumonier ; liasse 109, série 10.

XVIII

MAITRE HERVÉ FIERABRAS

Docteur en Médecine Rouennais.

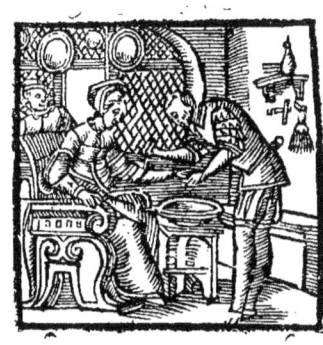

Le 24 février 1567[1], M. de Carrouges, chevalier de l'Ordre du Roi, gouverneur et lieutenant général de S. M. aux bailliages de Rouen et Evreux, et le premier Président du Parlement, se transportaient au jardin des héritiers de feu général Prudhomme pour se rendre compte, *de visu*, de la possibilité d'établir un hôpital pour les pestiférés ; ils étaient accompagnés de MM. Maillart, de l'Aigle, Le Febvre, Pignerre, Guerente, de Béthencourt, Fierabras, médecins à Rouen.

De ces médecins, les premiers n'ont rien laissé, et leur nom est tombé dans l'oubli ; il n'en est pas de même des deux derniers, Hervé Fierabras et Jacques de Béthencourt. Celui-ci, qui peut-être était de la même famille que Jean de Béthencourt, est le premier auteur français qui ait écrit sur la syphilis ; celui-là nous a laissé un livre devenu rare aujourd'hui, mais qui, du vivant de son auteur, eut plusieurs éditions :

La Méthode briefve et facile pour aisément parvenir à la vraye intelligence de la chirurgie.

Ce que nous savons d'Hervé Fierabras se réduit à bien peu de chose.

Oursel, Frère, Odolant Desnos, le font naître à Alençon au XVIIe siècle. D'autre part, Hoeffler pense qu'il vivait au XVIe ; dans sa biographie des *Médecins normands*, J. Roger accepte l'opinion des premiers biographes, tout en reconnaissant que les éléments lui font défaut pour résoudre le problème.

Actuellement, on peut considérer ce problème comme résolu ; une erreur d'un biographe, reproduite sans contrôle par la plupart de ses collègues, a permis un doute qui n'existe plus aujourd'hui. La

---

1. D'après une pièce existant aux *Archives départementales de la Seine-Inférieure*, et dont M. de Beaurepaire nous a donné connaissance.

pièce que nous avons citée prouve qu'en 1567 Fierabras exerçait la médecine à Rouen, et que c'était un médecin considéré, puisqu'on le consulte pour l'édification d'un hôpital pour les pestiférés.

Dans un registre de la Cour des Aides-Conseil, 7 juillet 1570, il est fait mention de « Hervé Fierabras, médecin à Rouen »[1].

Il existe plusieurs éditions du livre de Fierabras, imprimées dans la seconde moitié du XVIe siècle; dans toutes, il est écrit d'une façon formelle que l'auteur est « docteur en médecine demeurant à Rouen ».

Enfin, dans un travail très documenté paru il y a quelques mois, M. Louis Duval, archiviste du département de l'Orne, a montré qu'on ne peut retrouver aucune trace du soi-disant Hervé Fierabras, alençonnais du XVIIe siècle. Il existe bien un Abraham Fierabras, sieur de la Salmondière, chirurgien à Alençon, mort à 98 ans, en 1693, mais ce dernier ne paraît pas être l'auteur de la réimpression de la *Méthode briefve et facile*. Abraham Fierabras paraît être le fils d'un certain Israël Fierabras que rien ne nous autorise à considérer comme un chirurgien.

Nous ferons d'ailleurs remarquer qu'une des raisons qu'on a fait valoir pour admettre l'existence d'un Hervé Fierabras, alençonnais du XVIIe siè-

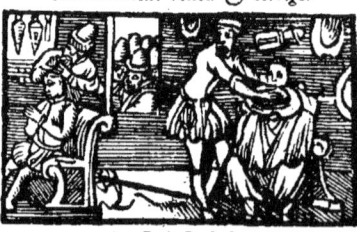

---

1. Dans les comptes des Carmes de Rouen, avril 1553, on trouve : « De conductu G. Fierabras, parrochiæ Sancti Viviani, 235. » Peut-être s'agissait-il d'un parent de Hervé Fierabras.

cle, est la mention que Frère nous donne d'une impression de la *Méthode briefve et facile*, en 1683, par Antoine Bourriquant. Nous avons reproduit le titre de l'édition de Bourriquant, très curieuse à cause de quelques figures que nous reproduisons ; bien que non datée, cette édition nous paraît être du commencement du xviie ou de la fin du xvie siècle ; l'introduction latine est datée « Rothomagi calendis janviariis 1550 ». C'est probablement cette édition qui se trouve datée de 1683 dans l'ouvrage de Frère, où une coquille a pu se glisser.

Quoi qu'il en soit, maître Hervé Fierabras, incité par « l'ardent désir de satisfaire aux prières continuelles de jeunes compagnons chirurgiens curieux et désirans avoir la vraye et profonde intelligence de chirurgie », a composé ce petit traité qu'il destinait, « non aux savans, mais bien aux nouveaux en l'art, auxquels il voulait ouvrir ou adoucir la voye et donner accès plus facile à la chirurgie ». Le succès de ce traité fut considérable, si on en juge par le nombre d'éditions qui en furent données.

Le Mégissier fit paraître la première à Rouen en 1550. Une seconde fut donnée à Lyon par Benoist Rigault, en 1571 ; Nicolas Bonfons et Antoine Bourriquant en donnèrent deux autres à Paris ; Blanqueteau en fit paraître une cinquième en 1635.

Une traduction italienne fut publiée en 1595 à Venise.

Enfin, un siècle environ après la première édition, en 1647, un certain Jean de Montigny qui, d'après M. Dureau, aurait été reçu licencié le 16 novembre 1647, crut bien faire, « voyant le danger où Fierabras était d'être méprisé pour son obscurité, et voulant prévenir un si grand mal pour toute la chirurgie », de donner une réimpression de la *Méthode briefve*, revue et exactement corrigée.

On a voulu faire de Fierabras un grand observateur dégagé des principes des anciens, cherchant à substituer l'expérience aux vaines théories ; en réalité, Fierabras s'est contenté de recueillir les préceptes des « bons autheurs », Hippocrate, Galien, Avicenne, et de les mettre en langue française. On retrouve dans son traité tout le fatras médicophilosophique cher aux médecins de son siècle et à ceux du suivant.

La seule définition de la Médecine montre quel esprit préside à la conception de l'ouvrage : « Médecine est adjection et substraction ; adjection des choses défaillantes, substraction des redondantes ».

A Hippocrate, Fierabras emprunte le dogme des quatre éléments et des quatre humeurs. Les quatre éléments : le feu, l'air, l'eau, la terre, possèdent chacun deux qualités, calidité ou frigidité, humidité ou siccité. De ces qualités, l'une est suprême ou intense, celle que l'élément possède au plus haut degré ; l'autre, remise ou moindre.

Les éléments sont contigus : le feu à l'air, l'air à l'eau, l'eau à la terre, comme cela se prouve logiquement :

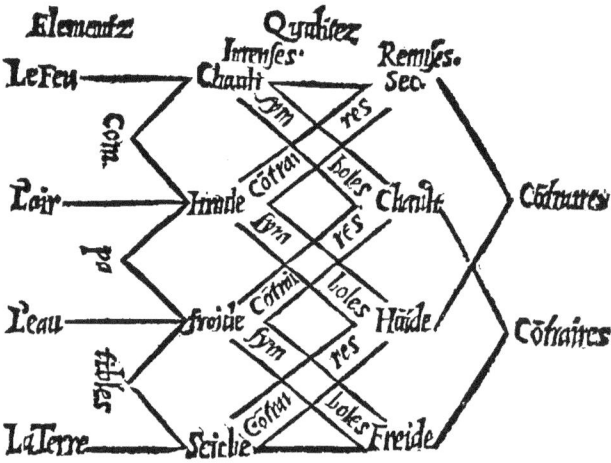

puisqu'ils « symbolisent et participent en une qualité commune à deux ». C'est ainsi que l'air participe du feu, en chaleur ; l'eau, de l'air, en humidité.

De même que le froid est contraire au chaud et le sec à l'humide, le feu chaud et sec est contraire à l'eau froide et humide, et l'air

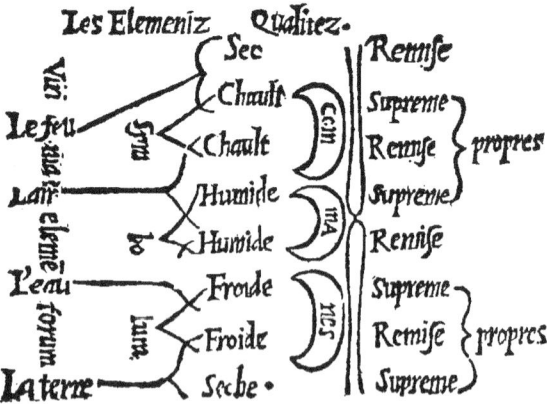

humide et chaud à la terre sèche et froide. Aussi, la nature a-t-elle placé entre l'eau et le feu l'air qui symbolise avec tous les deux. De même, l'eau est entre l'air et la terre ; car si l'eau « eust esté contiguë du feu et l'air de la terre, ils eussent tousjours esté en mutuelle guerre et confusion ».

Aux éléments, Fierabras adjoint six autres choses naturelles :

Les humeurs : cholère, qui participe de la nature du feu ; *sang*, qui rend l'homme modéré, gracieux, facond, amoureux, vermeil, riant, joyeux ; *phlegme* ou pituite, engendré d'aliment froid par imbécille chaleur ; *mélancholie*.

Les parties : cœur, foie, cerveau, rate.
Les facultés : vitale, naturelle, animale.
Les actions : naturelle, animale.
Les esprits : vital, naturel, animal.

En lisant la *Méthode briefve et facile* on se rend compte que Molière n'a pas forcé la note en faisant dire à son Bachelier : « opium facit dormiri quia est in eo virtus dormitiva cujus est natura sensus assoupire. »

Un siècle un quart avant lui, Fierabras enseigne que « la puissance génitrice est composée de l'altératrice et de la formatrice ; l'altératrice altère la semence et sang menstruel, la substance et matière subjecte pour engendrer l'homme..... par les facultez d'altération, chault, froid, humide et sec, et par les consécutives d'icelles, pour créer les os, cartilages, nerfs et les autres ; particulièrement d'une faculté ossifique, nervifique, et les autres autant en nombre comme il y a des parties premières et similaires. »

Fierabras emprunte à Aristote et à Galien un essai de localisations cérébrales basé, non sur l'observation ou l'expérimentation, mais sur la logique : la mémoire siège dans la partie postérieure du cerveau qui est la plus dure ; le sens commun siège sous le premier ventricule.

De temps en temps, on trouve dans son livre un conseil chirurgical : « les chirurgiens doivent être diligents de garder les espritz, de façon à éviter leur suffocation ou leur effluxion ; d'où il pourrait s'ensuivre de gros inconvénients, les esprits étant des substances aérées et lucides produites par la partie la plus ténue du sang pour porter la vertu active des participes aux autres principes »; malheureusement nous ne sommes pas éclairés sur la façon de reconnaître les esprits au passage, de façon à ne pas les suffoquer.

Fierabras, on le voit, n'avait aucune originalité, et on a peine à comprendre sa prétention de vouloir « délivrer les nouveaux esprits du labyrinthe confus et obscur où ils se trouvent », et la vogue de son fastidieux ouvrage.

La *Méthode briefve et facile*, pour emprunter le langage de Fierabras, symbolise avec l'esprit des médecins d'alors qui, par une absence totale de logique à cette époque de logicisme, faisaient reposer tout l'édifice de la Médecine sur la philosophie qui devrait en être le couronnement.

Comme tout médecin d'alors, Fierabras avait le plus grand mépris des empiriques. Pour les honnir, il a le trait acéré; son style s'éclaire, s'échauffe, prend la tournure vive, l'impression rapide de celui d'un Nicolas Rapin ou d'un Florent Chrestien, comme on peut s'en rendre compte par la citation suivante qui terminera ce court aperçu sur Maître Hervé Fierabras, docteur en Médecine, demeurant à Rouen au milieu du XVIᵉ siècle :

« En quoy errent griefuement nos coureurs empyriques de ce temps, gens ignorants, & mechaniques, qui fans efgard de la maladie, de l'humeur peccante, ne de la vertu du patient, à toutes affections, à tous aages, & en tous temps donnent en fecret à boire, leurs poudres violentes ou autres drogues corrofiues, abufans le peuple d'vn pretexte de peu de couft, & numereufe (*sic*) purgation, comme de douze du quinze felles, qui eft vn vice en purgation, ou foubs couleur d'vne experience ou fecret, qu'ils mettent leur eftre particulier, comme fi Dieu leur auoit reuelé, & celé aux medecins. Voy-la les vertus dont tels infolents fe introduifent en la faueur du peuple, blafmans la fecte rationale & Logicale, ou par fables, ou mensonges des belles cures, qu'ils pariurent (*sic*) auoir faictes, aufquelles faict adioufter foy leur fimulée perice, & deceptiue fimplicité. Les autres plus effrontez fe ingerent traicter tous malades, & (comme qui rien ne fçait de rien ne doubte) d'vne effrenée temerité, & impudente arrogance, promettent fanté toute fretée. Mais leurs drogues font cheres, parquoy conuient auancer grand argent. O l'aftuce audacieufe ils eunueniment tout, premier les aureilles, puis la bourfe, & finablement le corps. Viftes-vous onc intoxiqueurs plus rufez ? ils reffemble (*sic*) à gens masquez, qui de geftes, d'habit, de langage, & cacquet entre le vulgaire reffemblent à Medecins, mais de vérité, d'erudition et de faire rien moins. Car qui veut eftre vray Medecin luy conuient eftre tel de nature, d'entendement, d'erudition puerille et bonne mœurs, verfé aux theoremes de l'art, & aux particuliers experimenté, prompt, meur, & diligent, voir fouuent le malade, et en auoir peu en cure. Mais le temps prefent admet le contraire, auquel font en admiration tels monftres, & eftrangiers qui n'ont aprins fors à vuider les bourfes, & operantz sans art, recueillans grans proffitz de ce qu'ils ignorent. Mefmes les viles femmes cantonnieres, & vaudoifes, tyriacleurs, efuentez & coureurs, mendicquent bien d'vn seul que nature ou fortune aura curé, & en auront occis cent, les vns eftouffez en bref, les autres en longue et angoiffeufe douleur, langoureufement exterminez. Voyla la befongne de tels pipeurs, qui à toutes playes n'ont qu'vn emplaftre : en toutes maladies vne decoction, vne formule, un moufle en vn patron, comme vn fauetier qui chauffe grands & petitz tous en vne forme, et auffi leur fin eft tant feulement tirer argent à tort ou à droit. O cruels bourreaux ou aueuglez et d'efprit d'efpourueuz. Ne congnoiffez-vous que chafcun genre de maladie a fa contrarieté, dont eft prinfe l'indication de la cure. Ne congnoiffez-vous que deiection de ventre n'eft eftimée par multitude de felles, mais par ce que ce qu'il conuenoit deiecter eft deiecté, & le patient eft allegé : c'eft le fruict de médecine accommodée & par fçavoir & methode ordonnée. Penfez-vous que le but de Medecin foit tyrannifer le monde, non, la fin de médecine eft fanté, chofe facrée libérale & fainte. Ils font bien arrogantz ou de fens bien obtus, f'entremettre d'vn art ou ils ne furent oncques inftruictz ; penfer, congnoiftre, ce qu'ils ne virent onc, penfez qu'a tels fafcinateurs arrogantz & malins Dieu reuele de beaux fecrets. Ha ! il font tout pour l'amour de Dieu, c'eft l'amorfe, ils ne prennent point d'argent, mais bien un prefent qui vaut triple falaire. Je ne parle point de nos medecins mammillaires ; pour ce que la fin eft digne du moyen, le moyen de l'artifice, & l'artifice de l'ouurier. C'eft la charité du regnard, les chatz ayment tous la fouris, les fameliques pour leur pafture, & les fouls pour leur efbat, chofe abominable. Et neantmoins ils font eftimez d'auoir huict mois, vn an, ou deux tenu vne patience en langueur, & induict en fin vn cancre ou fiftule, là où vn fçavant et méthodicque feroit blafmé en un mois l'auoir guerie. En quoy, auffi le fot populaire reffemble à la fouris d'Aëfope, qui en affeurance de paffer l'eau fe lia à la iambe de la raine fa bonne commère & amye, laquelle après l'auoir long temps trauaillé en l'eau, en fin la tira au fonds. C'est la fin de tels pipeurs, & coureurs : S'ils font gueris du mal de Naples, ils parlent par experience, arriere raison : S'ils ont faict quelque voyage, en vn mois, ils font plus fages qu'Apollo, arroganſe leur branſle la teſte, les cornes leuent le bonnet, les autres tournent les yeux, corrugant le front : c'eſt un oracle. l'ay mon emplaſtre (à pleine bouche) mon baſme, mon vnguent, ma decoction, mon fecret, ma diete, i'ay veu faire à vn Egyptien, un Turc me l'aprint : tout fait miracle, à Dieu l'eftude, il n'y a ſi gros butor qui à fon ignorance n'adiouſſe arrogance. O le grand vice & dangereux. Il n'y a Medecin au monde tant ſçauant & experimenté foit-il qui ofaſt dire vne meſme médecine, emplaſtre, vnguent, ou diete deuoir eſtre en tous obſeruée, mais en chaſcun particulier par difcrétion & artificiale coniecture eſtre muée ; tant ſ'en faut qu'vn empirique ignorant puiſſe vne feule en tous accommoder. Ceſſez doncques vos venteries ou menteuſes audaces ; laiſſez telles opérations aux ſçauans & experts ; examinez vos conſciences, & ne vſez plus de vos tortures ; apprenez que la forte & pernicieuſe médecine que vous, brutes ignorants, propinez fans methode, n'eſt meilleure, pour auoir faict 15 ou 20 felles. Mais au contraire qu'elle detruict la chaleur naturelle, euacuant les eſprits & la fubſtance radicale ; fans ce qu'elle ruine les membres principaux dont elle faict l'homme langoureux, & la mort accelerée ; ie ne veux aucun taxer, car les coulpables (f'ils font hommes) font en foy affez taxez, de la commemoration de leurs vices ; mais ie les veux feulement admoneſter pour le repos de leur eſprit, & l'integrité du populaire, que pour l'aduenir ne leur aduienne ainſi excrucier le corps humain. »

P. DEROCQUE.

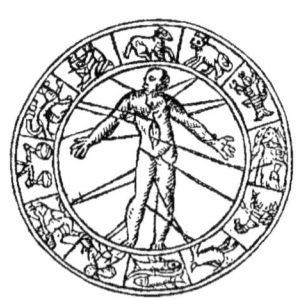

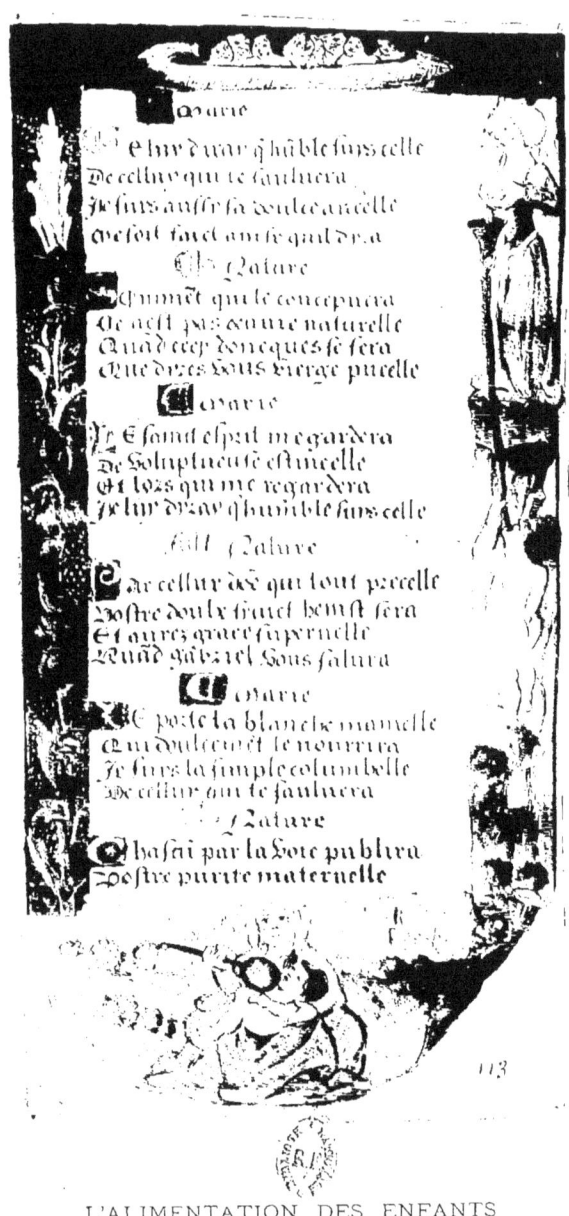

L'ALIMENTATION DES ENFANTS

D'après un manuscrit du XVIe siècle. (Bibliothèque municipale de Rouen.)

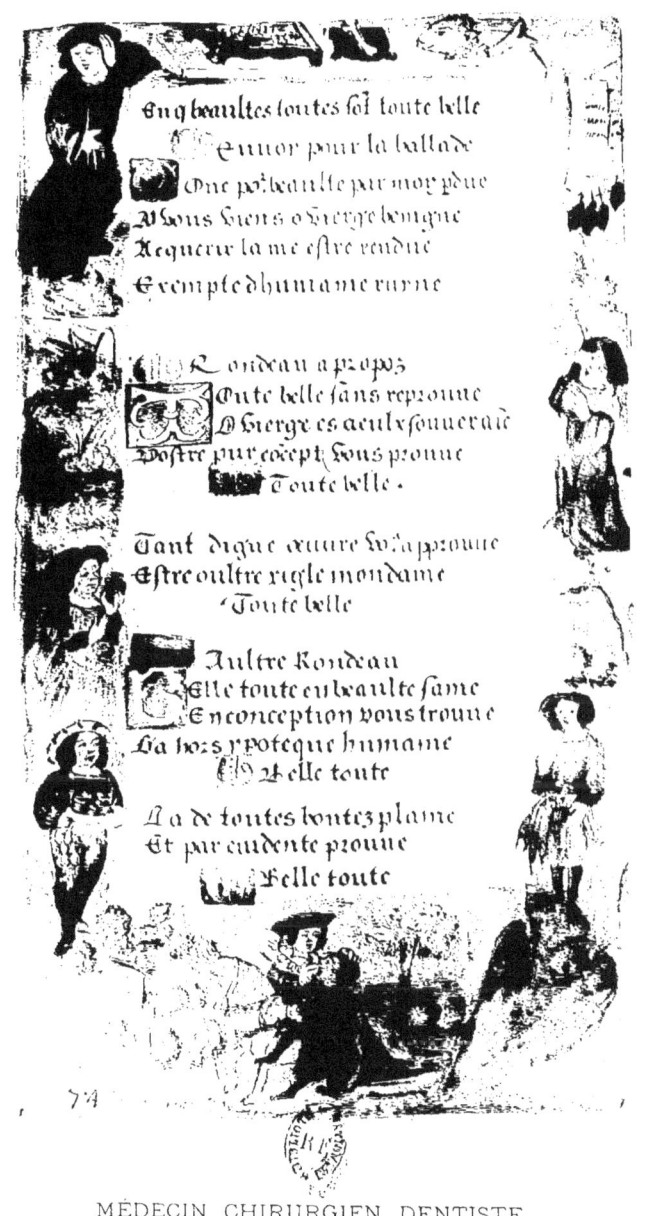

MÉDECIN CHIRURGIEN DENTISTE

D'après un manuscrit du XVIe siècle. (Bibliothèque municipale de Rouen.)

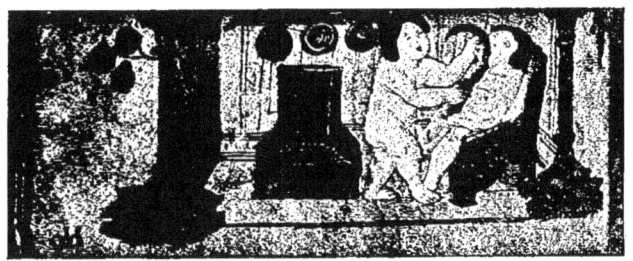

XIX

L'ALIMENTATION DES ENFANTS AU XVIe SIÈCLE

d'après un manuscrit de la Bibliothèque municipale de la Ville de Rouen.

Il existe à la Bibliothèque municipale de la Ville de Rouen un volume manuscrit bien connu de tous les bibliophiles : « *Recueil de poésies palinodiques exécutées par Jacques Le Lieur, échevin de Rouen et prince du Puy de la Conception Notre-Dame* »[1], qui est une des perles de la Bibliothèque. Les douze premières pages de ce volume sont consacrées à un calendrier ; les autres contiennent un grand nombre de poésies diverses, chants royaux, ballades, sonnets, rondeaux, pieuses oraisons à l'honneur de la Vierge pour laquelle Le Lieur avait une dévotion toute particulière.

Indépendamment de quelques grandes enluminures qui sont de vrais petits tableaux d'une exécution plus soignée que le reste, à chaque page le texte est entouré d'un encadrement très richement orné avec personnages et animaux. Dans leur naïveté, les scènes traitées par l'artiste, scènes qui presque toujours se rapportent de près ou de loin au texte, sont d'une composition charmante et nous donnent souvent une idée non seulement de l'art, mais encore de la vie intime du XVIe siècle. Les sujets que l'on retrouve le plus souvent sont les chasses, les divers travaux de la campagne, moissons, vendanges, etc.; les sujets satiriques, avec l'inévitable renard déguisé en moine ou en prédicateur haranguant ses ouailles emplumées.

---

1. M. Y. 226, a. in-12, oblong de 16 m/m × 80 m/m, rel. maroq. rouge, pet. fers; 148 pages.

Tantôt c'est un alchimiste, dans une absence totale de costume qu'explique son jeune âge, qui entretient un foyer d'où, après avoir passé par des tuyaux plusieurs fois recourbés, l'or vient sortir sous forme de ducats ; tantôt ce sont des enfants qui jouent à la main chaude, à colin-maillard, ou qui se font hisser en paradis dans un panier.

Ici, c'est un malade assis dans un fauteuil, flanqué d'un côté d'un médecin examinant son urine, et de l'autre d'un apothicaire qui broie une médecine dans un mortier. Là, un barbier dans son échoppe rase un client avec une serpe ébréchée. Plus loin, un médecin examine une urine, tandis que le chirurgien tient un pot à onguent à la main, précédé de son garçon chirurgien portant un éventaire chargé de drogues, et qu'un dentiste à cheval arrache la dent d'un paysan.

La scène que nous reproduisons aujourd'hui, grâce à l'obligeance de M. Loriquet, conservateur de la Bibliothèque, pourrait être intitulée : « l'alimentation des enfants » ; elle nous semble toute d'actualité au moment où le Congrès de Pédiatrie va se réunir à Rouen et où l'on discutera sans aucun doute les mérites des différents modes d'alimentation de l'enfance.

Elle entoure un « Dialogue de l'Annonciation Notre-Dame ». Bien que la rime en soit riche, et le style assez vieux, nous ne nous extasierons pas outre mesure sur les beautés de cette poésie ainsi que l'ont fait Paulin Paris ou M. de Jolimont. S'il existe une certaine harmonie dans le rythme, il est assurément exagéré de dire que le style est pur et surtout coloré. Il est très probable que cette poésie est de Jacques Le Lieur lui-même, qui a été un des poètes des plus réputés en Normandie, à son époque, et qui a composé tant de

Beaulx chants royaulx
Tous à l'honneur de la Vierge Marie [1].

Plusieurs fois couronné au Puy de la Conception Notre-Dame, il fut élu Prince des Palinods en 1554 [2]. Ce ne fut pas seulement une célébrité poétique locale ; aujourd'hui, les quelques poésies qui nous sont parvenues de lui nous semblent bien plates ; néanmoins, un de ses contemporains, poète de quelque valeur, Jean Bouchet, n'a pas craint, s'excusant de ne pas composer un chant royal pour les Palinods de Rouen, de comparer son ami à Marot.

1. Jehan Bouchet, épître 113.
2. Le Puy se tenait alors au couvent des Carmélites où avaient également lieu les réunions du Collège des Médecins.

> Quand jai vu de tes vers la copie
> Non procédant de garruleuse pie
> Mais dorateur et poete parfaict
> Semblablement ce que Marot a faict
> Aussi Macault du Roy le secrétaire
> Jai proposé doresnavant me taire.

Nous aimons à croire que le jour où Bouchet écrivit ces vers, son cœur parla plus haut que son esprit critique.

En tous cas, ce n'est pas le dialogue de l'Annonciation Notre-Dame qui nous parait devoir faire pâlir l'œuvre de Jehan Marot. Le poète imagine un dialogue entre la Vierge Marie et la Nature humaine sur la conception de Jésus-Christ.

Nature humaine.

Que direz-vous Vierge pucelle
Quand Gabriel vous saluera
Soubs votre nom enfer chancelle
Par vous sa rigueur périra

Marie.

Je luy diray quhumble suys celle
De celluy qui te saulvera
Je suys aussy sa doulce ancelle
Me soit faict ainsi qu'il dyra

Nature.

Comment qui le concepvera
Ce n'est pas œuvre naturelle
Quand cecy donc se fera
Que dyrez-vous Vierge pucelle

Marie.

Le Sainct Esprit me gardera
De voluptueuse estincelle
Et lors qui me regardera
Je luy diray quhumble suys celle

Nature.

Par celluy donc qui tout precelle
Vostre doulx fruict benist sera
Et aurez grace supernelle
Quand Gabriel vous saluera

Marie.

Je porte la blanche mamelle
Qui doulcement le nourrira
Je suys la simple columbelle
De celluy qui te saulvera

Nature.

Chascun par la voye publira
Vostre pureté maternelle
Et qui ne peult lyre escrira
Soubs votre nom enfer chancelle

Marie.

Qui de bon cueur me servira
Lui garryray sa plaix mortelle
Jamois mon filz ne lomblyra
Je suys aussi sa doulce ancelle

Nature.

Vous serez enfin ma tutelle
Quand le serpent m'accusera
De vicieuse corruptelle
Par vous sa rigueur périra

Marie.

Quand ma beauté perpétuelle
Mon seul filz dignement verra
Sans avoir tache originelle
Me soit faict ainsi qu'il dyra

Nature.

Que dyrez vous vierge pucelle
Quand Gabriel vous saluera
Soubs votre nom enfer chancelle
Par vous sa rigueur périra

Marie.

Je lui diray quhumble suis celle
De celuy qui te saulvera
Je suis aussi sa doulce ancelle
Me soit faict ainsi qu'il dira

L'artiste qui a enluminé cette page s'est inspiré des vers : « Je porte la blanche mamelle qui doulcement le nourrira », et à ce propos a donné libre cours à son imagination pour nous montrer diverses manières de nourrir les enfants.

Dans le haut de la page, une cuve pleine d'enfants. Dans le bas, une femme vêtue d'une robe rouge est assise ; sur ses genoux est couché un jeune enfant qu'elle appuie sur son avant-bras gauche ; sa main droite tient un poêlon où se trouve, sans nul doute, la bouillie du nourrisson. Dans le lointain, une ville : probablement la ville de Rouen avec ses clochers.

A droite, une femme la tête couverte d'une coiffe, comme on en portera 300 ans plus tard, exprime le contenu de sa « blanche mamelle » dans un long entonnoir à l'extrémité duquel un jeune garçonnet vient appliquer ses lèvres.

Le garçonnet est gros, gras et grand, et nous permettrait de supposer qu'au XVIe siècle, en Normandie, on allaitait les enfants très tard, s'il n'était pas permis de penser que l'habileté de l'artiste a été en défaut et qu'il n'y a là qu'une naïveté d'exécution comme le manuscrit en fourmille.

Quoi qu'il en soit, il nous a paru intéressant de rappeler ces vieilles scènes médicales qui illustrent l'œuvre de Jacques Le Lieur.

Pierre DEROCQUE.

XX

DOCUMENTS

ARRÊT DE 1670, CONCERNANT LA VENTE ET LA DISTRIBUTION DES EAUX MINÉRALES

Il y a quelques mois, le distingué président de la *Société française d'Histoire de la Médecine*, le professeur R. Blanchard, publiait le fac-similé d'un placard de ses collections donnant le prix des eaux minérales en 1770 [1]. Nous avons retrouvé un arrêt, également relatif aux eaux minérales, encore plus ancien ; il date de 1670.

Extrait des Registres du Conseil d'Estat.

SUR ce qui a été representé au Roy, estant en son Conseil, qu'il se commet plusieurs abus & malversations en la vente & distribution des Eaux Minerales & Medicinales de ce Royaume, qui causent grande incommodité aux particuliers malades, qui sont obligez d'en user ; ce qui provient de ceux qui ont obtenu des Provisions de sa Majesté, sur les Nominations Conventions ou autrement, à eux accordées par le sieur Vallot, Conseiller de sa Majesté en ses Conseils, & son premier Medecin, Sur-Intendant general desdites Eaux Minerales & Medicinales; lesquels en ont mal usé lors de la voiture, vente & distribution d'icelles ; ce qui cause des accidens d'une suite perilleuse aux sujets de sa Majesté : A quoy estant necessaire de pourvoir. SA MAIESTE' ESTANT EN SON CONSEIL; voulant remedier à ces inconveniens, A declaré & declare nulles & de nulle effet, toutes les Nominations, Permissions & Commissions données par ledit sieur Vallot, à quelques particuliers que ce soit, par Traittez, Nominations ou autrement ; Ensemble toutes sortes de Provisions, Lettres patentes, Arrests & Ordonnances, obtenuës sur iceux. Fait sa Majesté tres-expresses inhibitions & défenses à toutes personnes de s'en ayder, & d'entreprendre à l'avenir de faire voiturer, vendre ny debiter aucunes Eaux Minerales & Medicinales, à peine de quinze cens livres d'amende, sans une nouvelle permission expresse dudit sieur Vallot, de luy signée & scellée , & contre-signée par son Secretaire ; Auquel nous enjoignons de commettre de nouveau des personnes de probité & capacité requise, desquels il demeurera responsable, avec défenses à tous particuliers de contrevenir au present Arrest, sur les mesmes peines, de tous dépens, dommages & interests. Fait au Conseil d'Estat du Roy, sa Majesté y estant, Tenu à saint Germain en Laye , le neufiéme jour de Juin mil six cens soixante & dix. Signé , PHELIPEAUX

LOUIS par la grace de Dieu, Roy de France & de Navarre, au premier nostre Huissier ou Sergent sur ce requis, Nous te commandons par ces presentes signées de nostre main, que l'Arrest de nostre Conseil d'Estat, dont l'Extrait est cy-attaché, sous le contre Scel de nostre Chancellerie, Tu signifie & fais les défenses y contenuës à tous ceux qu'il appartiendra, à ce qu'ils n'en prétendent cause d'ignorance, & ayent à y deferer & obeïr, sur les peines y déclarées : De ce faire, & tous autres Exploits & actes de Iustice necessaires, te donnons pouvoir, authorité , commission & mandement special , sans demander autre permission, nonobstant Clameur de Haro, Chartre Normande & autres choses à ce contraires : Car tel est nostre plaisir. DONNE' à saint Germain en Laye , le neufiéme jour de juin , l'an de grace mil six cens soixante & dix. Et de nostre Regne le vingt huitiéme. Signé , LOUIS Et plus bas, Par le Roy, PHELIPEAUX. Et scellé du grand Sceau de cire jaune à simple queuë,.

Collationné aux Originaux, par moy Conseiller-Secretaire du Roy, Maison & Couronne de France & de ses Finances.

---

[1]. *La France médicale*, n° 5, page 91, 10 mars 1903.

Il est toujours intéressant pour les chercheurs de connaître la provenance des documents : celui-ci fait partie d'une liasse de parchemins concernant Fagon, médecin de Louis XIV, dont quelques-uns viennent d'être publiés par M. Frère[1]. Ce dossier comprend la nomination de Fagon à la surintendance générale des eaux minérales en 1709 ; à cette pièce se trouvent annexées une copie manuscrite de l'édit de Henri IV de 1605[2] et une épreuve imprimée de l'arrêt du Conseil d'Etat du 9 juin 1670. Ce dernier arrêt n'a pas été, croyons-nous, publié dans quelque recueil spécial ou dans un ouvrage médical. Le savant bibliothécaire de l'Académie de Médecine, M. Dureau, a bien voulu, avec son amabilité habituelle, nous donner les renseignements que nous lui demandions au sujet de la publication de cet arrêt ; il ne l'a pas retrouvé dans les archives des anciennes Commissions royales des eaux minérales qui sont conservées à l'Académie de Médecine. M. Franklin, à la plume duquel nous devons une série de volumes si captivants sur *La vie privée d'autrefois*, dont plusieurs sont consacrés à la médecine, ne cite pas cet arrêt à propos des eaux minérales[3] : il nous a répondu, sur notre demande, qu'il ne l'avait pas retrouvé[4].

Il ne faut pas s'étonner que Louis XIV, en 1670, ait été obligé de s'occuper du transport des eaux minérales : la consommation de ces eaux à domicile avait considérablement augmenté depuis quelques années. A la fin du xviie siècle, les eaux minérales étaient à la mode ; on ne se contentait plus de boire les eaux sur le bord de la fontaine, comme le voulait Du Val[5], on faisait venir les eaux chez soi. Il suffit de lire les mémoires et lettres de cette époque pour le constater. Henri IV, Louis XIII, Louis XIV, s'étaient fait apporter les eaux en leurs palais ; les seigneurs suivirent leur exemple, ils se firent « voiturer les eaux ». Mlle de Montpensier écrit dans ses mémoires qu'en 1649, sur les conseils de Guénant et de Brayer, elle fit venir à Saint-Fargeau les eaux de Forges ; elle

---

[1]. *Notes sur Fagon, premier médecin de Louis XIV*, par Henri Frère ; Rouen, 1893.

[2]. Depuis que nous avons publié cet édit de 1605, dans *La Revue médicale de Normandie*, nous avons appris que l'original avait été retrouvé aux Archives nationales.

[3]. *La vie privée d'autrefois. Les médicaments* ; Paris, 1891, page 187.

[4]. Nous adressons tous nos remerciements à MM. Dureau et Franklin pour l'empressement qu'ils ont mis à nous répondre.

[5]. *L'hydrothérapeutique des fontaines médicinales nouvellement découvertes aux environs de Rouen....*, page 358.

s'en trouve bien, et les années suivantes, quand elle ne peut se rendre en Normandie, elle fait apporter les eaux chez elle. Mme de La Fayette prend les eaux de Forges à Saint-Maur [1]. Mme de Sévigné écrit à sa fille : « Je serais bien surprise si les eaux de Vichy faisaient du bien à cent lieues de la grille » [2] ; mais, malgré son scepticisme, elle prend à Bourbonne les eaux de Vichy, qu'elle y faisait venir, suivant en cela l'exemple de Fagon qui les faisait apporter à sa femme [3] : « On fait réchauffer les eaux de Vichy dans le puits le plus bouillant de ceux qui sont ici, écrit Mme de Sévigné ; on les fait boire comme les autres ; celles-ci reçoivent celles-là dans leur sein ; c'est cela qui s'appelle précisément le même degré de chaleur, car les bouteilles y sont comme dans leur propre maison. J'étais dégoûtée du réchauffement de Paris avec de méchants fagots froids » [4].

Il était difficile de se procurer certaines eaux minérales à Paris, à cause de la distance et de la difficulté du transport. M. Franklin rappelle que La Bruyère parle d'un certain Barbereau qui, dit-il, « s'était enrichi à vendre en bouteille l'eau de la rivière » [5]. C'est ce Barbereau qui paraît avoir eu le premier l'idée d'imiter les eaux minérales naturelles, exemple qui fut souvent suivi depuis ! Nous apprenons dans ce même ouvrage que Barbereau avait des imitateurs [6]. Il y avait en 1657, aux Petits-Augustins, un Père du nom de Valérien, « qui donnait de l'eau de fontaine dans laquelle il versait un peu d'esprit d'une certaine composition qui la rendait comme minérale ».

L'usage de ces eaux minérales contrefaites, et peut-être même l'abus de véritables eaux minérales, dut provoquer des accidents, car certains « particuliers malades » éprouvèrent une « incommodité » et d'autres sujets de Sa Majesté eurent des « accidents d'une suite périlleuse ». Louis XIV n'aurait peut-être pas été amené à signer un arrêt relatif aux eaux minérales, si lui-même à cette époque en avait retiré tous les effets attendus. On peut lire, dans le *Journal de la santé du Roi Louis XIV*, les remarques pour l'année 1665 prises par Vallot. Sa Majesté, écrit son premier médecin,

---

1. Mme de Sévigné : *Les grands écrivains de France*, tome III, page 229.
2. *Idem*, tome VIII, page 417.
3. *Idem*, tome VIII, page 108.
4. *Idem*, tome VIII, page 105.
5. *Les médicaments*, page 194.
6. *Idem*, page 198.

ne rend pas les eaux de Saint-Myon « de la bonne manière ; elles ne passent ni par les selles, ni par les urines..... j'ai été contraint de n'en plus faire user à S. M. » ¹. Les eaux minérales ne réussissaient décidément pas au roi, car cinq ans après Vallot écrit encore : « J'ordonnai à S. M. les eaux d'Encausne..... le roi ne les rendit pas très bien » ² ; et Vallot fait suivre les observations de l'année 1670 de *Remarques sur l'usage de l'eau de rivière et de fontaines* : « Ayant exactement reconnu qu'en toutes les occasions que j'ai voulu faire prendre les eaux minérales an Roi, qu'elles ne lui ont pas réussi..... j'ai pris la résolution de ne plus les proposer, de quelque nature qu'elles puissent être, et au lieu des dites eaux, j'ai eu recours à celles de rivière ou de fontaines ». Telle est, croyons-nous, la genèse de l'arrêt du Conseil d'Etat de 1670.

La question des eaux minérales préoccupait déjà le Roi depuis quelque temps : au mois de janvier de l'année 1670, Colbert écrit à Riquet pour lui demander des échantillons des eaux de Barèges et de Balaruc, « le Roy ayant dessein de faire distiller toutes les eaux minérales qui se trouvent dans les provinces de son royaume pour connaître leurs différentes qualités et scavoir à quoy elles sont propres » ³. Cette analyse ne fut faite que deux ans après ; mais dès le 9 juin suivant, Louis XIV déclare « nulles et de nul effet toutes les nominations, permissions et commissions données par le sieur Vallot à quelque particulier que ce soit », et « fait, Sa Majesté, très expresses inhibitions et défenses à toutes personnes d'entreprendre à l'avenir de faire voiturer, vendre n'y débiter aucune eau minérale..... sans une nouvelle permission du sieur Vallot », et le premier médecin du Roi est rendu responsable des personnes qu'il nommera⁴.

Paris possédait en 1670 plusieurs dépôts d'eaux minérales ; mais pendant longtemps, dans les villes de province, les malades qui prenaient chez eux les eaux minérales furent obligés de les faire venir directement de la source ou de les acheter à Paris. A Rouen, un des premiers dépôts paraît avoir été chez Besserve, apothicaire, rue des Bons-Enfants ; il recevait en 1768 les eaux de Vichy⁵ ; après

---

1. *Les médicaments*, page 92.
2. *Idem*, page 105.
3. *Lettres de Colbert*, tome V, page 291.
4. Le placard que nous reproduisons mesure 240 m/m de haut et 280 m/m de large.
5. *Annonces de Normandie*, 15 juillet 1768.

sa mort, sa veuve prit le titre de Marchande Apothicaire, et elle annonce dans le journal qu'elle tient seule à Rouen les eaux minérales de Balaruc, de Barèges, de Bagnères, de Forges et de Vichy; ces eaux reviennent au public meilleur marché qu'à Paris [1]. Quelques années après elle eut comme collègue, vendant également des eaux minérales, un docteur en médecine, Michel, qui demeurait rue de l'Ecole ; mais ce dernier ne vendait que les eaux de Châteldon en Bourdonnais [2]. Aux XVIIe et XVIIIe siècles, des sources d'eaux minérales, abandonnées actuellement, eurent une certaine réputation. Les difficultés de transport des eaux des sources éloignées étaient telles, que l'on préférait se contenter des ressources locales : ceci vous explique la vogue qu'eurent à cette époque des sources comme celles découvertes à Rouen et dans les environs.

R. HÉLOT.

1. *Annonces de Normandie*, 1774, page 95.
2. *Idem*, 1783, 25 juillet.

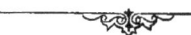

XXI

LA TUBERCULOSE
D'ACHILLE-CLÉOPHAS FLAUBERT

Si l'on s'en rapporte à Maxime du Camp, Flaubert père considérait la profession d'écrivain comme un métier de paresseux et d'inutile; il ne pouvait admettre que son fils Gustave fût ce qu'il appelait un grimaud, un gratte-papier. Ce même ami de Gustave Flaubert raconte dans ses souvenirs qu'un jour, pendant que Gustave lisait ses œuvres à son père, ce dernier s'endormit, et il fait suivre cette anecdote de la réflexion suivante : « On l'eût singulièrement surpris à ce moment et indigné, si on lui eût dit que son nom dont il était si fier ne resterait célèbre que parce que ce nom serait illustré par les romans de son fils. »[1] Il est incontestable que le nom de l'auteur de *Madame Bovary* et de *Salammbô* est immortel, mais il ne faut pas oublier que son père fut un des plus grands chirurgiens du XIXe siècle; il n'a pas écrit d'ouvrages importants, mais il a laissé à Rouen, où il était idolâtré, le souvenir d'une réputation considérable.

La biographie d'Achille-Cléophas Flaubert a déjà été faite plusieurs fois. Ayant eu la chance de trouver chez un bouquiniste une liasse de documents sur Flaubert père, dont certains présentent un réel intérêt, nous avons l'intention d'en publier plusieurs. Nous commençons par le premier en date : la dispense définitive du service militaire d'Achille-Cléophas Flaubert.

La vie des Flaubert appartient à l'histoire. Un ami intime de Gustave Flaubert, Maxime du Camp, a révélé au public le nom de la maladie qui frappa ce grand écrivain, et que la famille avait cachée à ses amis; révélation que Guy de Maupassant reprocha à Maxime du Camp, avec beaucoup des admirateurs et des intimes de Gustave Flaubert. Nous croyons, au contraire, que Maxime du Camp a donné l'explication nécessaire de certaines particularités de caractère de son ami; l'épilepsie, d'ailleurs, comme il le dit lui-même,

---

[1]. Maxime du Camp : *Souvenirs littéraires*, tome Ier, page 302.

n'a rien de honteux, c'est un accident pathologique; celui qui la subit n'en est pas responsable [1]. Cette maladie, que les Anciens considéraient comme sacrée, a fait classer Gustave Flaubert, par Lombroso, à côté de Jules César, de Molière et d'autres, dans la catégorie des hommes de génie sujets à des accès d'épilepsie. [2]

Un fléau qui fait dans le monde des ravages plus considérables que l'épilepsie : la tuberculose, frappa également la famille Flaubert dans Achille-Cléophas, qui, lui, eut la chance de guérir. Autrefois, la tuberculose était considérée comme héréditaire; une famille dans laquelle il y avait eu un tuberculeux était tarée; aussi les cas étaient dissimulés. Aujourd'hui, avec les notions de contagion, on cherche à déraciner ces idées, on soigne les tuberculeux ouvertement et souvent on ne leur cache pas leur état.

En écrivant ces quelques lignes sur la tuberculose d'Achille-Cléophas Flaubert, nous savons que nous n'ajouterons rien à la gloire de l'illustre chirurgien, qu'on a appelé le Dupuytren de la Normandie; mais nous voulons publier une intéressante observation de guérison de tuberculose faite, à l'Hôtel-Dieu de Rouen, il y a un siècle.

C'est à Paris, à la fin de ses études, que A.-C. Flaubert tomba malade. Il venait de donner une somme de travail énorme : après un service d'hôpital fatigant, il passait la journée à étudier l'anatomie; le soir, il prolongeait ses études bien avant dans la nuit. Ses modestes ressources ne lui permettaient pas de prendre le repos nécessaire et d'avoir une alimentation assez abondante pour réparer ces fatigues. Flaubert était pauvre; son père, « artiste vétérinaire » à Nogent, n'était pas dans l'aisance. En se gênant beaucoup, ses parents l'avaient envoyé à Paris étudier la médecine. Le seul patrimoine du jeune interne était sa grande intelligence. Aussi Cléophas Flaubert envia-t-il souvent, en se souvenant de ses débuts dans la médecine, le sort de son fils Achille, dont les études médicales furent facilitées par la fortune et la science paternelles. De Goncourt rapporte à ce sujet dans son journal [3] que Gustave Flaubert dit un jour avoir vu son père montrer le poing à son frère Achille quand il fut reçu docteur, en lui disant : « Si j'avais été à sa place, à son âge, avec l'argent qu'il a, quel homme j'aurais été ! »

1. Maxime DU CAMP : *Souvenirs littéraires*, tome II, p. 552.
2. LOMBROSO : *L'homme de génie*, page 53.
3. Tome V, page 107.

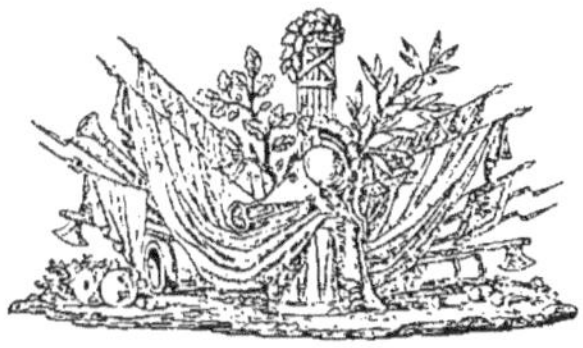

EMPIRE FRANÇAIS.

DISPENSE DÉFINITIVE.

Le Conseil de recrutement du département de *l'aube* en vertu de l'article XLIII du décret impérial du 8 fructidor de l'an 13,

Sous l'autorisation du Ministre de la guerre,

Accorde une dispense définitive de service au Sieur *Flaubert Achille Cléopâtre* Conscrit de l'an 14, natif de *Nogent s/ S.* département de *l'Aube* taille de *1 mètre 761 millimètres* cheveux *ch.* sourcils *chatains* yeux *bruns* front *ordinaire* nez *long* bouche *moyenne* menton *rond* visage *ovale* né le *quatorze novembre mil sept cent quatre vingt quatorze* à *Mesnil du Grand Sang* Département de *l'Aube*

Motifs de la réforme. } Lequel *a été reconnu atteint de Phtisie pulmonaire*

Mention de l'indemnité. } Le Sieur *Flaubert ayant été reconnu payer la somme de soixante cinq francs un centime pour éviter les inconvéniens réunis en justifié avoir versé la même somme à titre d'indemnité dans la caisse du Receveur particulier de l'arrondissement de Nogent.*

Fait à *Troyes* le *quatre juillet* an 1806.

Le Major du Régiment d *Le Capte Roberts m. Leboeuf du Major*

Le commandant le département de *l'Aube*

Pour Le Préfet en tournée, Le Secrétaire Général de la Préfecture *Gayot*

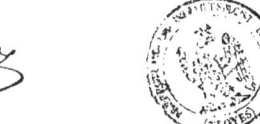

Mis « en état de réceptivité » par les excès de travail et les privations, Flaubert fut obligé d'interrompre ses études. Il eut à ce moment plusieurs hémoptysies.

Ce n'est pas seulement sur la présence de ces hémoptysies que nous nous appuyons pour dire que Flaubert a été tuberculeux ; car si un jeune homme fatigué depuis plusieurs mois, mal portant, maigrissant, ayant des hémoptysies, doit avant tout être suspecté de tuberculose, il ne faut pas oublier qu'il y a des hémoptysies non tuberculeuses et des fausses hémoptysies. Le diagnostic de la tuberculose est souvent difficile au début, même avec nos moyens de diagnostic actuels, l'auscultation principalement. Il y a un siècle, la difficulté était encore plus grande, Laënnec n'ayant pas encore fait sa grande découverte. Néanmoins, on peut faire un diagnostic rétrospectif, en s'appuyant sur l'opinion d'un médecin, dont la science ne peut être mise en doute, Dupuytren. Son maître, en effet, jugea l'état de son interne assez sérieux pour lui faire abandonner Paris ; il était utile, à son avis, de l'éloigner des fatigues de cette grande ville, et de lui donner un air plus sain à respirer : il lui conseilla de venir à Rouen. Nous avons encore un diagnostic plus précis : celui du médecin qui examina Flaubert à la révision. C'est à cette époque, en effet, qu'il tira au sort, et il fut réformé le 4 juillet 1806, ayant été « reconnu atteint de phtisie pulmonaire », comme on peut le lire sur la dispense définitive du service militaire que nous reproduisons ici.

On pourrait objecter qu'à cette époque, dans les conseils de révision, les exemptions avaient un prix convenu ; il ne s'agissait que de feindre quelque infirmité, et Flaubert, dira-t-on, n'était pas malade. Ces agissements étaient si fréquents au commencement du xixe siècle, qu'ils nous sont signalés par Gustave Flaubert lui-même dans les premières pages de *Madame Bovary*. Le père Bovary est un ancien aide-chirurgien major compromis vers 1812 dans des affaires de conscription ; il fut forcé, à cette époque, de quitter le service. Le père du véritable officier de santé de Ry, dont Gustave Flaubert a retracé l'histoire à l'instigation de Louis Bouilhet, fut-il mêlé à des affaires de conscription ? Nous l'ignorons ! Etait-il chirurgien-major comme dans le roman ?

Nous répondrons aux personnes qui croiraient devoir attribuer à une fraude ce diagnostic de « phtisie pulmonaire », et qui voudraient le considérer comme un diagnostic de complaisance, que la modeste fortune de Flaubert, ne lui permettait pas de payer sa réforme comme cela se faisait à cette époque.

Le scribe chargé de remplir les blancs de la dispense d'Achille-Cléophas Flaubert mit involontairement la note gaie dans ce document que nous reproduisons ; il donne à Flaubert le prénom de Cléopâtre, jugeant préférable de substituer au nom de Cléophas, qui lui était probablement inconnu, celui de la célèbre reine d'Egypte ; il avait peut-être entendu vaguement parler des amours d'Antoine et de Cléopâtre ; mais, pour lui, ces deux personnages étaient deux hommes s'aimant comme Oreste et Pylade.

Flaubert vint à Rouen en qualité de prévôt d'anatomie. Il s'installa à l'Hospice d'humanité, dans le logement qu'il habitera plus tard comme chirurgien. Là il prit le repos nécessaire, et en quelques mois il se rétablit.

Avec les idées actuelles sur le traitement de la tuberculose, on pourrait s'étonner de cette guérison. En réalité, Flaubert fit au Lieu de Santé, appelé précédemment le Lieu de l'Event, une véritable cure d'air. A cette époque, l'Hôtel-Dieu n'était pas entouré de maisons comme aujourd'hui. Lepecq de la Clôture considérait, quelques années avant la venue de Flaubert à Rouen, cet hôpital comme un des plus sains de toute la France, à cause d'une « grande masse d'air libre » qui se trouve autour de lui. Et ce même médecin, ayant vu le plan des rues projetées autour de l'Hôtel-Dieu, émit la crainte que « cette nouvelle ville », qui allait s'élever dans ce quartier, ne nuisît à la salubrité de l'hôpital. Flaubert trouva à l'Hôtel-Dieu de l'air et moins de fatigues ; il ne fit, en abandonnant Paris, que suivre les préceptes de beaucoup de médecins de cette époque, partisans de l'air et de la campagne pour les tuberculeux [1].

Il est intéressant de constater que nos idées sur le traitement de la

---

1. Voici, à l'appui de cette affirmation, quelques extraits d'une thèse soutenue en 1803, qui renferme des idées curieuses sur la tuberculose. (Dissertation sur la phtisie pulmonaire héréditaire, présentée et soutenue à l'Ecole de Médecine de Paris, le floréal, an XI de la République française (1803).

Il est généralement reconnu que les personnes qui apportent en naissant une disposition à la phtisie ont une constitution physique particulière. C'est donc à cette constitution, à cette conformation de famille, que l'on doit rapporter la phtisie héréditaire, plutôt que de la faire dépendre d'un virus communiqué à la semence au moment de la conception.

Moyens prophylactiques. — La phtisie héréditaire étant due à une constitution physique particulière des personnes qui y sont disposées, on conçoit que les moyens qui peuvent la circonscrire doivent avoir pour but de changer cette constitution ; aussi, ils sont très relatifs à l'éducation physique et aucun n'est indifférent.

Nourriture. — Un enfant, né de parents phtisiques, ne doit pas être allaité par sa

tuberculose et la préservation de ces maladies, qui sont souvent qualifiées de *modernes*, sont au contraire très anciennes. Nous rappelions, dernièrement, qu'Hippocrate, Celse, et beaucoup d'autres médecins parmi lesquels on peut citer, en Normandie, Lepecq de la Clôture, Le Boucher (de Fécamp) et Lestorey (de Caudebec), ont préconisé la cure de grand air dans le traitement des maladies, la tuberculose en particulier[1].

En 1810, tout à fait guéri, Flaubert retourna à Paris pour soutenir sa thèse, et on aurait pu croire qu'il allait rester dans la capitale de la France, comme cela avait été son rêve avant sa maladie, pour y devenir le concurrent de Dupuytren ; mais il avait compté sans l'amour. Le jeune docteur avait connu chez Laumonier, dans l'intimité duquel il était reçu, Mlle Fleuriot ; c'est cette jeune fille qui le retint à Rouen ; il s'y établit et l'épousa le 10 février 1812.

mère ; il doit être élevé à la campagne, non que je croie à la contagion de la phtisie admise par *Baumes*, mais parce que l'air de la campagne est préférable à celui des villes, surtout pour les enfants d'une faible constitution, et par conséquent, pour ceux qui sont menacés de phtisie.

Exercices. — Ils sont, avec raison, recommandés par tous les médecins ; leur sentiment est unanime à cet égard. La gymnastique doit être regardée comme le premier mobile de la santé des enfants disposés à la phtisie, et même comme le plus grand des moyens contre l'aptitude pulmonique.

Les frictions sont une espèce d'exercice appartenant à la gymnastique médicinale. Aussi sont-elles comprises dans la classe des exercices nécessaires à la santé.

Sortis du premier âge, il convient d'accoutumer les jeunes poitrinaires à des promenades sur des étangs, et même, quand on le peut, à de petites courses en mer, car la respiration d'un air vif et sain se combine ici avec les avantages d'un exercice réel quoique passif.

L'équitation présente encore des ressources si efficaces, qu'un médecin aurait à se reprocher d'avoir oublié ce moyen dans la cure prophylactique de la pulmonie.

Il ne faut pas toujours se contenter des promenades réitérées chaque jour. On doit encore entreprendre quelquefois de longs voyages. On sait que Cicéron, cet illustre Romain, eut le bonheur de guérir, par la fatigue des voyages, son aptitude pulmonique. Aussi, les bons observateurs : Sydenham, Mead, Tissot, Louis, ont-ils recommandé l'exercice avec la chaleur qu'on doit mettre dans les éloges des choses utiles.

1. *Association rouennaise pour la préservation de la tuberculose : La Colonie de Santé.* Rapport sur l'exercice 1904, par MM. Hélot et Paul Petit ; Rouen, Lecerf, 42 pages.

Gosseaume, un autre médecin de Rouen, termine, en 1782, ses *Réflexions sur quelques-unes des causes les plus fréquentes de la phtisie pulmonaire à Rouen*, par cette phrase : « Les amusements en plein air ont entièrement disparu de nos cités : le mail, le battoir, la paume, ne sont plus connus que de nom, et sont remplacés par des cafés où, en quittan un air épuisé ou vicié par le poêle d'un comptoir, on rencontre un air non moins incendié et vicié par le nombre des concurrents qui s'y réunissent. » (Précis analytique des travaux de l'Académie de Rouen, 1782, p. 59.)

Robuste comme il était, ce début de tuberculose n'avait été, chez Flaubert, qu'un accident causé par les fatigues ; il dut sa guérison, avant tout, à sa forte constitution ; car, en réalité, tout en travaillant moins à Rouen qu'à Paris, il continua ses études sans interruption.

Dans le cours de son existence, le grand chirurgien de Rouen ne se ressentit pas de cette légère atteinte de tuberculose. Il ne fut jamais malade, il ne manqua jamais son service d'hôpital. Il ne se couchait jamais, même tardivement, sans aller dans son service s'assurer qu'aucun malade ne réclamait ses soins. Il eut six enfants, Achille, Gustave et Caroline, et trois garçons morts dans l'enfance.

Signalons, sans d'ailleurs y attacher aucune importance, et à titre de curiosité, que Voisin a signalé les antécédents tuberculeux comme une cause aussi fréquente d'épilepsie chez les enfants que l'alcoolisme des parents[1]. Flaubert était guéri depuis plusieurs années quand naquit Gustave.

La ville de Rouen a possédé un grand chirurgien, Achille-Cléophas Flaubert, et elle a donné le jour au créateur du roman moderne, Gustave Flaubert, grâce à la tuberculose de A.-C. Flaubert. C'est elle, en effet, qui fut la cause de sa venue à Rouen après sa réforme du service militaire.

R. HÉLOT.

---

1. M. Binet-Sanglé, dans la *Chronique médicale* du 1ᵉʳ novembre 1900, signale, dans les antécédents de Gustave Flaubert : des hémoptysies chez sa mère.

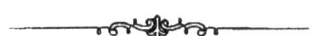

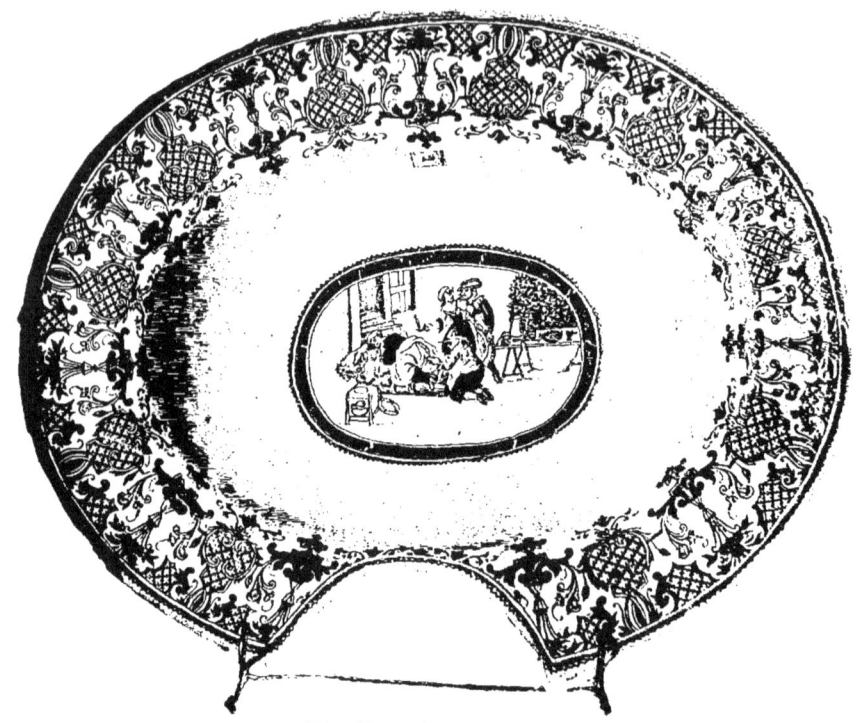

PLAT A BARBE
(XVIIIe Siècle)

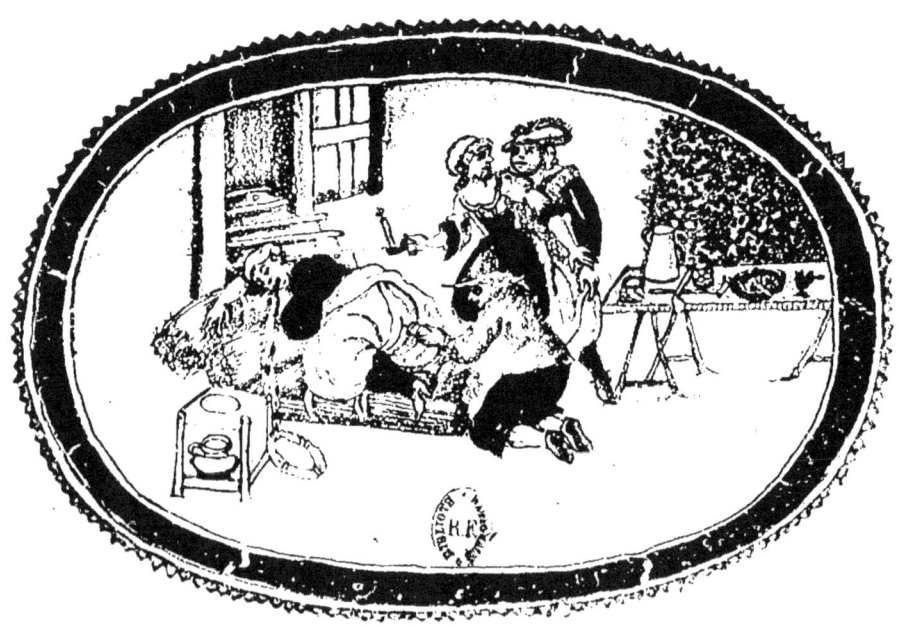

(Musée Céramique de Rouen)

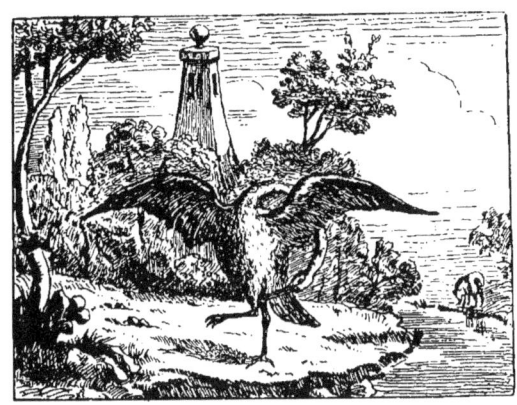

XXII

LE LAVEMENT DANS LA CÉRAMIQUE ROUENNAISE

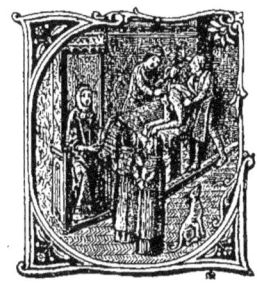 E lavement, qui a su inspirer à Molière quelques-uns de ses jeux de scène les plus burlesques, a plus d'une fois tenté le pinceau et le burin des artistes.

A côté des ravissantes eaux-fortes de Lavreince et des autres graveurs du xviiie siècle, que tous les amateurs connaissent, il est bon de signaler les compositions beaucoup moins souvent rencontrées qui existent soit dans les collections particulières, soit dans les musées de province. C'est à ce titre que nous donnons la reproduction d'une pièce magnifique que M. Le Breton, le distingué Membre de l'Institut, Conservateur du Musée de Rouen, a bien voulu nous autoriser à photographier.

C'est un plat à barbe qui paraît dater du commencement de la deuxième moitié du xviiie siècle. Ses dimensions sont d'environ 22 × 30 cent. La bordure qui occupe tout le bord renversé du plat présente un décor régulier à quatre couleurs (vert, bleu, jaune, rouge) avec alternance de motifs quadrillés et de bouquets polychromes. Le fond est occupé par un petit tableau dont la composition ne dénote pas un goût exquis de la part de son auteur, mais dont la scène principale révèle chez lui une connaissance parfaite de l'opération indiscrète et si peu goûtée de M. de Pourceaugnac, telle qu'on la devait pratiquer à cette époque.

« Au moment de l'opération, disait Dardanus, le malade doit quitter
» tout voile importun ; il s'inclinera sur le côté droit, fléchira la

» jambe en avant, et présentera tout ce qu'on lui demandera, sans
» honte ni fausse pudeur. De son côté l'opérateur, habile tacticien,
» n'attaquera pas la place comme s'il voulait la prendre d'assaut,
» mais comme un tirailleur adroit qui s'avance sans bruit, écarte
» ou abaisse des broussailles ou des herbes importunes, s'arrête,
» cherche des yeux, et lorsqu'il a aperçu l'ennemi, ajuste et tire ;
» ainsi l'opérateur usera d'adresse, de circonspection, et n'exécutera
» aucun mouvement avant d'avoir trouvé le point de mire. C'est
» alors que, posant révérencieusement un genou en terre, il amènera
» l'instrument de la main gauche, sans précipitation ni brusquerie,
» et que, de la main droite, il abaissera *amoroso* la pompe foulante,
» et poussera avec discrétion et sans saccades, *pianissimo*. »

Les principaux personnages de notre plat à barbe sont dans une pièce carrelée ou une cour avec un jardin dans le fond.

Une grosse commère, en jupe bleue et corsage et bas jaunes, repose sur un tas de bottes de paille, la tête appuyée sur l'avant-bras ; l'entre-bâillement des jupes laisse apercevoir un visage auquel étaient accoutumés de parler les collègues de M. Fleurant.

Derrière elle, maître Clystorel, en veste violette, le chapeau sur la tête, ayant mis ses lunettes pour mieux pointer, exécute l'ultime et suprême manœuvre.

Effet du clystère ou d'un copieux dîner, l'estomac de la dame s'allège de son contenu qui coule à longs flots sur son lit de fortune.

Au premier plan, un tabouret percé nous fait espérer une prompte et complète restitution du liquide bienfaisant.

Lisette éclaire cette scène, cependant que le trop entreprenant époux de l'opérée trousse les cottes de sa servante ; près de là, une table supporte les reliefs du repas (assiettes, verres, broc et deux pipes).

Dans le fond, à droite, un buisson vert ; à gauche, un départ d'escalier. A l'arrière-plan, de grands arbres estompés (qui paraissent peu sur notre gravure).

Cette scène, assez leste, est traitée d'une façon très heureuse ; mais le peintre qui l'a exécutée ne paraît pas avoir possédé la sûreté de pinceau et la netteté d'exécution qui caractérisent un artiste exercé ayant l'habitude de manier l'émail.

Comme l'a fait remarquer Pottier, à propos de plusieurs pièces qu'il a été à même d'examiner, la fabrique de Rouen n'a jamais entretenu de peintres ou de dessinateurs proprement dits parmi ses artistes habituels, qui étaient de purs ornemanistes; que, lorsque l'occasion se présentait d'exécuter un sujet à figures, c'était un peintre ou un dessinateur que l'on en chargeait; mais celui-ci, étranger à la manutention de l'émail, rendu timide et maladroit par l'obligation d'exécuter prestement sans avoir la ressource des reprises et des retouches, gêné par la forme de l'objet à décorer, perdait toute sa liberté d'exécution et n'obtenait pour résultat qu'un dessin gauche et une exécution sèche embarrassée et étriquée, et enfin une coloration détestable et sans effet.

Caricatures Parisiennes

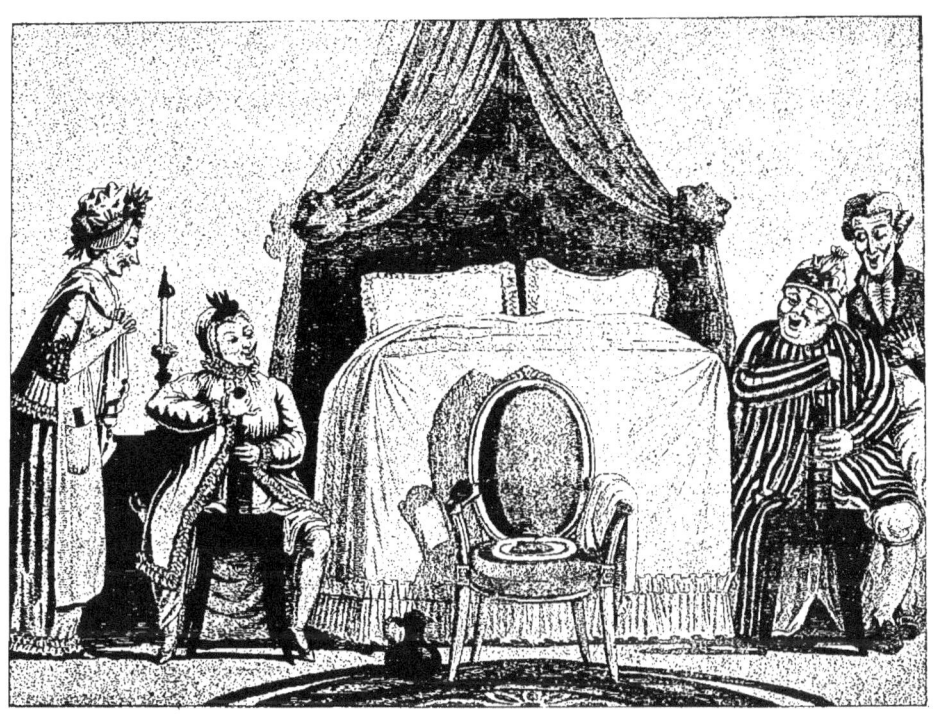

A Paris, chez Martinet, libraire, rue du Coq, n° 15.

Duo de Seringues à bâton mécanique entre deux époux du Marais.

h ! bien, qu'en dites-vous ? Sans la moindre colique, 'out cède au doux effet de cette mécanique.

De cette invention que vous vantez ma mour Je vais apprécier le mérite à mon tour......

Quant à la bordure, tant par la netteté du trait que par la douceur du coloris, elle montre la sûreté de main d'un artiste exercé dans ce genre, d'un ornemaniste de profession. Aussi est-ce avec juste raison que ce plat figure parmi les plus belles pièces du Musée céramique de Rouen.

A titre de comparaison, nous reproduisons une autre scène analogue traitée dans un tout autre style. C'est une estampe en couleurs qui remonte au début du siècle dernier, et qu'on a pu voir pendant quelque temps chez un brocanteur du clos Saint-Marc. C'est là, du reste, le seul point par lequel cette gravure touche à la Normandie.

A cinquante ans de distance, quelle différence dans la façon de plaisanter ! Ici point de jeunesse, rien n'incite à la grivoiserie. Deux bons bourgeois du Marais, gens d'âge respectable, si l'on en juge d'après leur mobilier démodé, leur lit orné de colombes qui, seules maintenant, doivent roucouler sous leur toit.

Ces bourgeois cossus, flanqués de serviteurs dévoués, demandent au « remède » auquel Ninon de Lenclos devait la conservation de ses charmes, de secouer la paresse d'entrailles fatiguées.

Entre deux visites, Madame a vu, chez un potier d'étain, un instrument qu'elle ne connaissait pas encore ; on lui en a fait entrevoir tous les avantages, et, toute joyeuse de sa nouvelle acquisition, épouse toujours prévenante qui ne saurait prendre un plaisir sans le faire partager à son mari, elle a rapporté deux de ces nouvelles machines qui leur permettront de se passer des offices de leurs serviteurs, et dont ils apprécient toute la saveur.

Heureux temps où nos aïeux trouvaient matière à plaisanterie dans des procédés thérapeutiques qui autorisaient les apothicaires à entrer dans de nobles compagnies, mais par la porte de derrière.

Il est peu probable que nos artistes contemporains s'inspirent de l'arsenal très simplifié dont nous nous servons aujourd'hui pour irriguer l'intestin, et qui rappelle de très loin les seringues à bâton mécanique des époux du Marais ou la seringue en écaille qui ornait la toilette de Mme de Pompadour.

P. DEROCQUE.

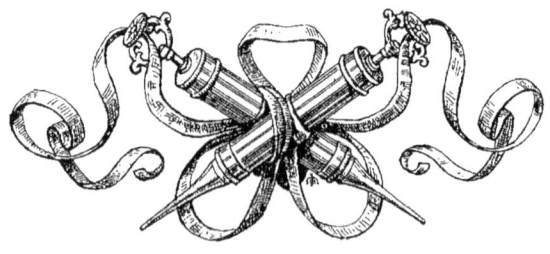

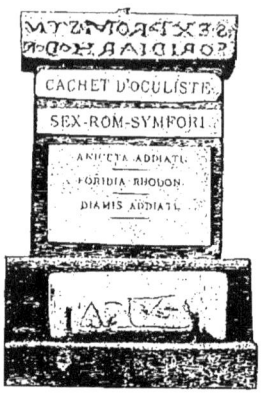

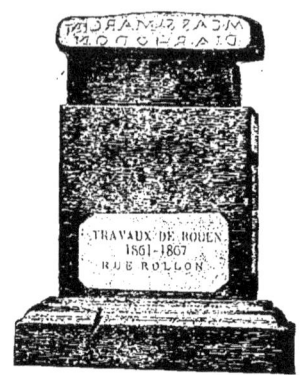

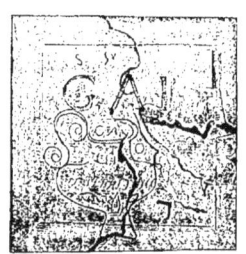

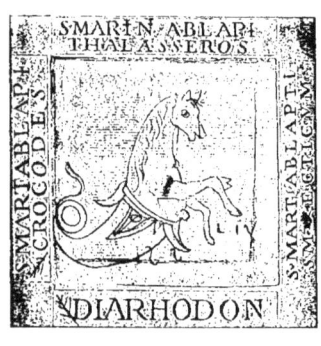

1. Moulage du cachet de Saint-Aubin-sur-Gaillon. (Musée d'Antiquités de Rouen.)
2. Cachet de Rouen. (Musée d'Antiquités de Rouen.)
3-4. Cachets de Vieux.

R. M. N. — *Iconographie médicale normande*, planche 21.

XXIII

LES CACHETS D'OCULISTES EN NORMANDIE

Il n'y a jamais eu de professions offrant une plus belle proie au charlatanisme et à la réclame que celles qui touchent à l'art de soigner et de guérir. Nul n'a de bien plus précieux que sa santé; aussi cette idée a-t-elle été exploitée dès la plus haute antiquité.

On croit généralement que notre époque tient la première place dans l'art de la réclame. Si l'on a en vue la propagande et la diffusion, cela n'est pas douteux avec la possession de moyens que ne connaissaient pas les anciens ; mais si la comparaison s'établit en tant qu'habileté et adresse, la chose devient plus douteuse. Les lignes qui vont suivre en sont une preuve ; elles ont trait à un côté un peu particulier de l'histoire de la médecine, mais non à un des moins curieux : *les cachets d'oculistes*.

Qu'entend-on par cachet d'oculiste ?

On a donné ce nom à de petites pierres de forme quadrilatère, épaisses de quelques millimètres, longues et larges de quelques centimètres. Sur les tranches de ces petites plaquettes se trouvent des indications consistant surtout en lettres gravées à l'envers et destinées à faire empreinte sur une matière molle.

Presque toutes ces pierres ont été trouvées à l'emplacement de camps romains. Elles portent en lettres gravées des noms propres, des noms de remèdes et divers qualificatifs ; certains archéologues ont pensé que ces pierres sigillaires pouvaient être les pierres dites « magiques » ; d'autres, qu'elles avaient pu servir aux fabricants de poteries pour marquer les vases des droguistes. Enfin, des travaux parurent qui montrèrent que les noms gravés sur les pierres étaient, d'après les textes mêmes des auteurs anciens, des noms de remèdes employés pour les maladies des yeux, et, depuis deux cents ans, ces pierres-cachets n'ont reçu d'autre étiquette que celle de « cachets d'oculistes ».

Une découverte faite à Reims, en 1854, est venue apporter une certitude relative. On a en effet trouvé une trousse d'oculiste ancien composée de 19 instruments de chirurgie en bronze, de 2 petites balances, d'un cachet d'oculiste et de 40 grammes d'un collyre. L'analyse qui en fut faite par M. Duquenelle, pharmacien, montre la présence de plusieurs produits, dont voici la nomenclature à titre documentaire :

Matière organique	33,33
Silice	4,00
Peroxyde de fer	16,00
Oxyde noir de cuivre	4,32
Oxyde de plomb	23,00
Carbonate de chaux	17,66
Perte	1,69

Total : 100

Dans une certaine mesure, c'est bien en corrélation avec ce que les anciens auteurs nous ont appris sur la composition des collyres.

Les cachets d'oculistes sont, pour la plupart, en pierre stéatite ou schisteuse de couleur vert noirâtre ; leur finesse et leur nature les ont fait rapprocher, comme aspect, des statuettes égyptiennes. On fait généralement remonter leur apparition au IIe siècle de notre ère. Les collyres jouissaient d'ailleurs, à l'époque romaine dont nous parlons, d'une très grande vogue ; on s'en servait pour rehausser l'éclat des yeux, leur donner de « la fraîcheur et de la grâce ». C'était de petits bâtonnets solides de 5 à 6 centimètres de longueur ; ces préparations, à l'état de fraîcheur, étaient suffisamment molles pour recevoir l'estampille de l'empirique qui les vendait.

Sur les faces du cachet se trouvaient souvent gravés des lettres isolées, des figures cabalistiques, des animaux, etc.

Sur les tranches étaient gravés le nom de l'empirique, puis celui du collyre et des qualificatifs ayant trait à des propriétés ou à son mode d'emploi : ambrosium (αμβροσιος, divin), isochrysum (ισοχρυσος, égal de l'or), diaceratus (Διὰ κερατος, à base de corne), diarrhodon (Διὰ ροδων, à la rose), stactum (στακτη, huile de myrrhe), crocodes (κροκος, safran), etc.

M. de Mély[1] a fait remarquer qu'un certain nombre de collyres, dont on a retrouvé les noms sur les cachets, ont une appellation dérivant d'un nom de pierre. Il ne faudrait pas en conclure, dit Espérandieu[2], qu'il entrait certaines pierres, broyées finement, dans

---

1. Cachets d'oculistes et les lapidaires de l'antiquité et du moyen-âge. (*Revue de philologie*, 1892.)

2. ESPÉRANDIEU : Recueil de cachets d'oculistes romains ; Leroux, édit., Paris ; et

la composition des collyres, mais bien, plutôt, que de tels noms ont été donnés par analogie d'aspect et de couleur.

En 1678, Jean Smet publia, pour la première fois, deux cachets d'oculistes dans son livre sur les *Antiquités de Nimègue*.

Caylus[1], en 1752, en put réunir 11 ; Saxe[2], en 1774, annonça la connaissance de 19 ; au xixe siècle parurent un certain nombre de travaux sur les cachets d'oculistes. Citons, parmi les principaux, ceux de : Tochon d'Annecy[3], qui en 1816 avait réuni les descriptions de 30 cachets ; Rever[4], qui en 1816 et en 1821 publia une étude très complète sur quelques cachets normands ; Duchalais[5], qui en consignait 51 dans son mémoire paru en 1846 ; M. Paul Baudry[6], qui en 1866 décrivait le cachet de Saint-Aubin-sur-Gaillon.

Le travail d'Espérandieu[7] fait mention d'environ 200 cachets.

En ce qui concerne les cachets d'oculistes trouvés en Normandie, nous avons pu en réunir une dizaine, dont certains présentent des particularités des plus intéressantes.

Les voici dans leur ordre chronologique en ce qui concerne leur découverte :

Cachets de Saint-Léger-du-Bosq ou Danestal. — Cette pierre aurait été trouvé en 1774 à Saint-Léger-du-Bosq, dans l'arrondissement de Pont-Audemer. M. de Cacheleu de Tourville, auquel elle appartenait en 1824, l'a donnée à la *Société des Antiquaires de Normandie*. Elle est en stéatite verdâtre, irrégulièrement carrée, de 48 millimètres sur 43 et de 7 millimètres d'épaisseur.

Revue archéologique, 1893. Cet important et très érudit travail nous a fourni les indications les plus utiles. C'est le plus complet et le plus précis qui soit encore paru sur ce sujet.

1. Caylus : Recueil d'antiquités, t. I, 1752.

2. Saxe : Lettre à Henri van Wyn : de veteris medici ocularii gemma sphragide.

3. Tochon d'Annecy : Dissertation, 1816.

4. F. Rever : Mémoire sur les ruines de Lillebonne, et appendice, 1821. (Bibl. de Rouen, N. 151, A.) Ce mémoire reproduisait un précédent rapport sur les ruines de Juliobona, avec un appendice contenant la description de cachets d'oculistes. (Extrait du rapport sur les travaux de l'Académie des Sciences de Caen, 1816.)

5. Duchalais : Mémoire de la Société des Antiquaires de France, 1846, p. 214.

6. Paul Baudry : Notice sur un cachet sigillaire, dit « cachet d'oculiste ». (Bulletin monumental, 1866, p. 33.)

7. Espérandieu : *Loc. cit.*

En voici les inscriptions :

T·IVLI VICTORIS LE
NEM LACT

T·IVLI· VICTORIS
LENE SOMNVS

TITIIVLI· VICTORIS
LENE HERBIDVM

T·IVLI VICTORIS
LENE RAPIDVM

1. Titi Juli(i) Victoris lene m(uliebri) lact(e).
2. T(iti) Juli(i) Victoris lene somnus.
3. Titi Juli(i) Victoris lene herbidum.
4. T(iti) Juli(i) Victoris lene rapidum.

M. de Cacheleu de Tourville les communiqua au professeur Christophe Saxius, d'Utrecht; celui-ci donna son opinion dans une dissertation parue dans les Mémoires de la Société des Sciences de Flessingue. On se rattache généralement à celle de Rever, qui les traduit ainsi : L'oculiste, qui fit graver le cachet, s'appelle Julius Victor ; chaque nom de collyre est précédé du mot *lene*, qualificatif commun aux quatre genres de préparation : collyre raffiné au jus de laitue sauvage, édulcoré par le lait de femme[1] (lene m(uliebri) lact); collyre épuré au jus de courge, spécifique destiné à procurer le sommeil (Saxius), ou plutôt (Rever) propre à éclaircir les taies nu *beculis*, s *olvendis* et som *ptus*, courge ; peut-être serait-ce le collyre au jus de coloquinte cuit au vin, dont parle Pline, et destiné à dissiper l'inflammation des yeux ; collyre vert d'herbe purifié (lene herbidum); collyre raffiné au jus de raifort (lene rapidum).

Cachet de Bayeux. — Ce cachet, qui appartenait vers 1824 à M. Lambert[2], a été trouvé en 1800 dans les démolitions du château de Bayeux. C'est le plus petit connu ; il pèse un peu plus de 4 grammes.

---

1. PLINE rapporte les merveilleuses qualités attribuées au lait de femme, en ce qui concernait les maladies des yeux ; le lait d'une mère de deux jumeaux était estimé comme d'une qualité supérieure à celui d'une femme accouchée d'un seul enfant ; mais rien n'égalait le mélange formé par le lait d'une mère et celui de sa fille.

2. E. LAMBERT : Pierres sigillaires des médecins oculistes anciens. Epigraphie romaine dans le département du Calvados. (Mémoires de la Société des Antiquaires de Normandie ; décembre 1869, p. 100.)

Il est presque carré, de couleur noirâtre; les deux bouts et les tranches latérales sont gravés en creux, en sens inverse.

M.A.C. DIAGE
DIC
M.A.C. ISOCRY
DIA

D'après Espérandieu :

    M(arci) A..... C..... diage (ssamias).
    Dic (entetum).
    M(arci) A..... C..... isocry (sum).
    Dia.

Les caractères, en lettres romaines, sont très soignés, les filets bien tracés.

Rever essaya l'explication suivante : DIAGE-DIC se diviserait en trois sigles :

1° DI(A), avec, préposition communément employée pour indiquer une préparation faite *selon l'art* ;

2° AGE, les deux premières syllabes d'*ageraton*, calmant, résolutif ;

3° DIC, premières syllabes de *Dictamnus*. Dans la réunion des trois sigles il y aurait élision d'un A pour ne former que les mots DIAGE-DIC.

Cette pierre sigillaire serait du IIe siècle.

D'après Duchalais[1], il s'agissait là de quatre inscriptions distinctes, deux étant un nom de médecin, deux un nom de médicament.

Pour Eloi Johanneau[2], DIA n'a aucun rapport avec ISOCRY, pas plus que DIAGE et DIC.

« Si cette opinion était adoptée, dit Lambert, il en résulterait une explication possible en admettant que le mot ISOCRY fut le commencement de *isochryson*, collyre décrit par Galien[3], qui indique sa composition et les cas particuliers auxquels il convient. Il le dit impropre à plusieurs affections des yeux. *Collyrium isochryson, hoc est*, auro compar, ad corrosos angulos scabras affectiones, inveteratas lippitudines[4], aspritudines, ficosas eminentias, cicatrices et callos exterit. »

1. Mémoires de la Société des Antiquaires de France ; t. VIII, p. 214.
2. Mélanges d'Archéologie de Bottin, p. 110.
3. Galien: De comp. ph. secund., p. 156.
4. *Lippitudo* : non pas « chassie », ainsi qu'ont traduit certains interprètes d'Horace, mais ophtalmie.

Aspritudines : Celse décrit les effets de cette maladie et indique les moyens de la guérir. (De medicina, t. VI, 27.) Sichel l'a identifiée aux granulations des paupières.

Cette dénonciation fort empirique, ajoute Lambert, rappelle ce fameux collyre préparé à l'égal de l'or et mis en vogue par un certain M. I. Chariton, dont on retrouverait presque les initiales sur ce cachet.

Cachet de Lillebonne [1]. — Copie de Tochon d'Annecy.

Cette pièce aurait été trouvée vers 1812 ; elle paraît perdue aujourd'hui ; c'était une stéatite verdâtre de 4 cent. de largeur sur 9 $^{m/m}$ d'épaisseur.

TIBIVLCLARIDI
ALIBANVADIMP

TIBIVLCLARIDI
ARHODONPIMP

TIBIVLCLARI
DIAMISADVC

TIBIVLCLARIDI
ALƎPIDADASdR

1. Tib(erii) Jul(ii) Clari dialibanu(m) ad imp(etum).
2. Tib(erii) Jul(ii) Clari diarhodon p(ost) imp(etum).
3. Tib(erii) Jul(ii) Clari diamis(us) ad v(eteres) c(icatrices).
4. Tib(erii) Jul(ii) Clari dialepid(os) ad aspr(itudinem).

Voici l'explication qu'en donne Rever : Le collyre *diarhodon* est le collyre à la rose employé par les Anciens pour remédier aux suites des inflammations ; ce qui est indiqué par les initiales P IM, post impetum [2]. Galien, qui donne la formule de ce collyre, dit qu'il était communément composé de feuilles de rosier, de safran, d'opium, de myrrhe, de vin musqué et de blanc d'œuf.

Dialibanu adim est le collyre à l'encens employé contre les ophtalmies, pour remédier à l'inflammation.

Dialepid ad aspr ou dialepidos ad aspritudinem, collyre au lepida, contre l'induration des paupières. D'après Pline, le lepida était une

---

1. Mémoires de l'Académie de Caen, t. II; 1813, p. 192. — Tochon d'Annecy, n° 21, pl. III.

F. Rever : Appendice au Mémoire sur les ruines de Lillebonne, p. 73.
Abbé Cochet : Bulletin monumental, t. XXI, p. 289.
Grotefend : Philologus, t. XIII, p. 142, n° 25.

2. Sichel, dit : Ad impetum ou ad impetum lippitudinis, pour combattre la première violence ou la première attaque de l'ophtalmie, et surtout avant qu'il soit survenu une sécrétion muqueuse. *Post impetum*, par conséquent, signifie un collyre utile après que la première violence de l'ophtalmie est passée et qu'elle est déjà sur son déclin ou accompagnée de sécrétion muqueuse. (*Nouveau recueil*, p. 29.)

batiture de cuivre tombant sous le marteau lorsque le métal était corroyé à chaud. On lui donnait le nom de lepida, dérivé du grec lepis, écaille. Un autre, plus estimé encore, était appelé fleur de cuivre. Il se détachait du métal à la trempe, lorsqu'on plongeait dans de l'eau froide une masse de cuivre au sortir du feu.

Ce collyre (dialepidos) était d'un usage fréquent, d'après Héron de Villefosse et Thédenat, si l'on en juge par le nombre de pierres sur lesquelles il est mentionné. Comme l'indique le nom, il y entrait principalement des squames métalliques. Pour le Dr Camuset[1], il s'agissait de protoxyde de cuivre ; mais c'est aller un peu loin, car Galien attribue les mêmes propriétés curatives aux squames de fer, d'acier et de cuivre, quoique avec une énergie différente.

Diamisaduc, collyre au misy, contre les vieilles cicatrices. « Le misy, dit Pline, se fait, au rapport de quelques-uns, par la calcination de la pierre dans les fosses ; il est produit ainsi une poudre jaune qui a besoin d'être mêlée à la cendre du bois de pin..... Le meilleur vient des ateliers de l'île de Chypre..... Il dissipe les granulations invétérées des paupières. » Dioscorides dit encore : « Le misy de Chypre est inférieur à celui d'Egypte ; ce dernier, cependant, est moins estimé que le premier dans la préparation des collyres pour les yeux. »

Cachet de Lillebonne[2] (Musée du Louvre). — Cette pierre, qui est au Musée du Louvre (n° ED. 4,619), a 0 m. 834 de longueur, 0 m. 033 de largeur et 0 m. 009 d'épaisseur avec arêtes en biseau.

MARC^{I}IVL^{I}FE
L^{I}CIANIDIAC
V O II
O

Marci Jul(ii) Feliciani diac.....

Sur l'un des plats on lit :

S A R
M

Cachet de Carbec-Grestain[3]. — Ce cachet, trouvé dans la com-

---

1. Dr Camuset : *Gazette des hôpitaux*, 15 décembre 1879.
2. Voir : Tochon d'Annecy, n° 22, pl. 1, fig. 3.
   Rever : Appendice au mémoire sur les ruines de Lillebonne.
   Grotefend : Philologus, t. XIII, p. 142.
3. Grotefend : Philologus.
   Rever : loc. cit.
   Duchalais : loc. cit.

mune de Carbec, vers 1813, près l'abbaye de Grestain, au-dessus d'Honfleur, a la forme d'un carré long ; on le croit perdu aujourd'hui.

Voici ses inscriptions, d'après Duchalais et Rever :

T LOLLI FRONIMI
LENE PENICILLVM
TL FRONIMI
ISOTHEON A D

1. T(iti) Lolli(i) Fronimi lene penicillum.
2. T(iti) L(ollii) Fronimi isotheon a(d) d(iatheses).

Penicillum lene signifie pinceau d'éponge douce et non pas pinceau de charpie (Dr Sichel, Dr Camuset). D'après Pline (Grotefend, Desjardins), le penicillus n'est pas un pinceau fabriqué avec une éponge, mais le pinceau naturel, une éponge fine et douce qui pousse en pleine mer.

Diatheses, d'après Sichel, signifierait, dans le sens primitif du mot, toute disposition surtout morbide, puisqu'il est l'équivalent du latin affectus, affection ou maladie. Chez les oculistes, il désigne plus spécialement les affections de l'œil. « On peut amener étymologiquement le mot diathesis à l'idée d'enflure ou de fluxion, de tumeur de l'œil. » (Desjardins[1].)

Isotheon, comparable à ce qu'il y a de divin, analogue à ceux employés pour les onguents et les eaux (onguent divin, eau divine).

Cachet de Vieux[2]. — Cette pierre a été trouvée vers 1815 environ, à deux lieues au sud-est de Caen, dans la commune de Vieux (ancienne capitale des Viducasses). Elle a été offerte par M. l'abbé Delarue, auquel elle appartenait, au Musée des Anquités de Normandie.

Elle est d'un vert noirâtre, de 4 millimètres d'épaisseur sur près de 40 millimètres de longueur et de largeur ; le carré n'est pas rigoureux et les côtés pas absolument parallèles ; la taille n'est pas finement faite.

---

1. Lire les passages où ce mot figure dans Galien, et voir, pour plus de détails, le travail d'Héron de Villefosse et Thédenat. (Bulletin monumental, 1883.)

2. Rever : *loc. cit.*, et Description de deux cachets, l'un trouvé à Vienne et déposé au Muséum des Antiquités de Normandie, l'autre trouvé à Bayeux. (Mémoires de la Société des Antiquaires de Normandie, 1824.)

Voici ce qu'on lit :

DIARHODON

S MAR+N+ABLAP+
THALASSEROS

S.MART.ABLAPTI
SM ECTICVM

S MART ABLAP+
CROCODES

1. Diarhodon.
2. S(exti) Mart(inii) Ablapti smecticum.
3. S(exti) Mart(inii) Ablapti crocodes.
4. S(exti) Martini(i) Ablapti thalasseros.

Le premier prénom de l'oculiste serait indiqué par l'initiale S; le second prénom est *Martinus* ; le nom est *Ablatus*, d'origine grecque, avec terminaison latine (Rever). L'un des côtés n'est occupé que par un nom de collyre, *diarhodon*, collyre à la rose. Il est à remarquer que ce mot est gravé en lettres du double des autres, peut-être pour attirer l'attention sur lui. Sur une deuxième tranche est gravé le mot *thalasseros*, collyre vert comme la mer ou dans lequel il entrait de l'eau de mer [1].

A propos de ce mot qui a donné lieu à tant d'interprétations et de discussions, M. Allmer a résumé en quelques lignes, dans la « Revue épigraphique du Midi de la France [2] », l'opinion ayant cours sur le collyre thalasseros. « Le *thalasseros*, collyre marin ou couleur d'eau de mer, tirait son nom de la couleur que lui donnait l'indigo, suivant Galien, ou le vert-de-gris, suivant Aétius, employé dans sa composition. Ces deux auteurs recommandent particulièrement un *thalasseros d'Hermopyle* comme très efficace contre toute faiblesse de la vue. Aussi était-ce pour l'éclaircissement de la vue (ad claritatem) et contre le larmoiement (thalasseros delacrimatorium) que les cachets qui mentionnent le collyre marin nous le montrent en usage [3]. »

---

1. Héron de Villefosse et Thédenat rappellent que Galien indiquait l'indigo comme étant ajouté à ce collyre ; pour Aétius, ce collyre efficace contre la faiblesse de la vue aurait contenu du vert-de-gris (aerugo) dans une proportion de 4 drachmes. Peut-être, enfin, rentrait-il dans la catégorie des médicaments appelés marina, très mordants (mordent carnem).
2. N° 15, août-septembre 1881.
3. M. Allmer, à la suite de Sichel, commet une petite erreur, car l'indigo et le vert-de-gris entrent tous deux dans chaque formule (très analogue d'ailleurs) des deux auteurs.

Sur le troisième côté, on voit le mot *smecticum*, qui n'avait été à cette époque trouvé sur aucun cachet ; pour Rever, il s'agissait d'un *fondant*. En tout cas, il ne paraît pas douteux que ce mot indiquait des propriétés détersives. Il appartenait à cette classe de médicaments souvent mentionnés chez les anciens auteurs et appelés *smegmata*, nom étymologique et général des *medicamenta detergentia*. (Héron de Villefosse et Thédenat.)

Enfin, sur le quatrième carré (et sur cette tranche, comme sur les précédentes, il y a le nom ablapti) on lit le mot : *crocodes*, que l'on a trouvé sur d'autres cachets, et très diversement interprété. La majorité des auteurs considère ce collyre comme une préparation de safran. Rever cite même l'opinion suivant laquelle ce produit (crocodes) aurait été retiré du crocodile, se basant en cela sur ce passage de Pline (lib. 28, c. 8) :

« Il y a, dit Pline, deux sortes de crocodiles, dont l'un ne se repaît que de fleurs les plus odorantes ; on en réserve, à cause de cela, très soigneusement les intestins, qu'on triture pour en faire la préparation connue sous le nom de *crocodilaea* dont l'odeur est exquise. On l'emploie avec le jus de poireau, comme liniment, dans les ophtalmies qui troublent la vue et l'obscurcissent..... On ne connaît rien, dans ces cas-là, de préférable au fiel de ce reptile préparé avec du miel..... Le sang même des deux espèces de crocodiles est tout-à-fait propre à éclaircir la vue et à remédier aux mauvais effets des cicatrices. »

Les oculistes avaient vraisemblablement une substance équivoque à laquelle ils donnaient la vogue. Dans un certain cachet dont parle Caylus, le graveur a figuré une tête de crocodile à la suite de *crocod* ; probablement l'empirique le fit graver pour qu'on ne se méprît point sur la prétendue base de son collyre et qu'on ne le crût pas avoir été fait avec la plante *crocodylion*. D'ailleurs, dans aucune des préparations connues pour avoir été faites avec plus ou moins de safran, on ne trouve le *D* qui convient à celle que croit Rever et en est sa caractéristique. Le collyre au safran des Anciens s'appelait *diacrocos*. L'onguent de safran était l'unguentum crocinum ; une préparation particulière qu'on en faisait portait le nom de *crocomagma*, et dans aucune de ces appellations on ne voit employé le *D* sans lequel le crocodylaea n'eût point été suffisamment indiqué.

En tout cas, il n'est pas douteux que *crocodes* signifiait un collyre connu, soit collyre au safran, soit collyre au sous-carbonate de fer (safran de Mars), chose possible, les substances métalliques ou dérivées ayant été employées en oculistique dans l'antiquité.

Sur les deux surfaces du cachet, on voit des figures au trait, dont quelques parties sont peu visibles ; d'un côté, est représenté une sorte de cheval marin ; de l'autre, un vase à goulot renversé ; des lettres isolées sont éparses sur ces figures ; on n'a pu, jusqu'à présent, leur donner de bien justes interprétations.

On est frappé du rapport qui existe entre le dessin et le nom du collyre, disent Héron de Villefosse et Thédenat. D'après Dioscorides, Galien, Pline, Oribase, Aétius, les cendres d'hippocampe étaient employées en médecine ; aucun texte n'indique qu'on en ait fait usage pour les yeux spécialement ; mais les médecins anciens leur attribuent des propriétés qui ne diffèrent pas de plusieurs substances figurant dans les formules de collyres. L'animal lui-même passait pour avoir des vertus curatives.

Entre les sabots de l'hippocampe on distingue la lettre L (rétrograde), et en face du genou droit un M (rétrograde) ; ces lettres sont tracées suivant une ligne idéale allant de bas en haut, la partie supérieure de la lettre étant tournée vers l'animal. Il semble que ce groupe L M ait été répété à droite devant l'hippocampe, près du biseau. Cependant, la transcription de ce second graffito n'est pas très certaine, et on pourrait lire aussi bien L I V, car le premier jambage de M est un peu écarté du second et le dernier jambage a disparu dans le biseau. Au dessous des jambes et en partie sur le corps de l'hippocampe se trouvent des lettres C O S S (rétrogrades) disposées en carré. Est-ce là une raison de supposer que le possesseur du cachet avait eu l'idée d'y inscrire une date consulaire, comme M. Zangemeister en a découvert une sur le plat du cachet de Gotha ?

Enfin, vers le milieu de l'encolure de l'animal, on voit un S très distinct. L'hippocampe lève les deux jambes de devant comme pour nager ; le dessin de la queue enroulée en anneau empiète sur le biseau qui forme la bordure du plat.

Sur l'autre plat est figurée au trait une amphore à large panse. Les anses sont surélevées et s'enroulent élégamment en forme d'S ; l'anse droite a été presque entièrement emportée par une cassure. Le col de ce vase est décoré d'un ruban divisé par des traits verticaux en petits compartiments carrés ; la panse est entourée d'un ornement strigité en forme de gourmette. A la partie inférieure du vase, à l'endroit où le pied prend naissance, s'élancent trois feuilles d'eau allongées, motif d'ornementation très fréquent, que Duchalais, et après lui Sichel, ont eu le tort de prendre pour des yeux.

A la partie supérieure de ce côté plat, on distingue les lettres S SI très faiblement gravées sur une seule ligne et inégalement espacées. Sichel a lu le mot *scripsit*, ce qui est peu admissible.

De chaque côté du col du vase sont deux lettres : un O à droite et un I à gauche. Plus à gauche encore est une lame verticale produite par un accident, et qu'il ne faut pas prendre pour une lettre.

Au-dessus du vase est inscrit en beaux et grands caractères le mot G A I. Le nom n'a, comme on le voit, aucune parenté avec celui de S. Martinius Ablaptus ; le même nom, moins l'I emporté par une cassure, est répété, en caractères beaucoup plus petits, dans la partie centrale de l'orifice du vase ; ce nom est au génitif comme le sont généralement ceux des oculistes mentionnés sur les tranches des cachets. Il y a lieu, sans vouloir faire cependant autre chose qu'un simple rapprochement de noms, d'observer que le nom G A I V S était porté par un médecin oculiste cité par Galien : Κολλυριον Γαιου οφθαγμικου.

A droite du vase et au-dessous de la panse est un L renversé ou un Γ grec ; serait-ce la lettre initiale du nom de Γ(αιος) ?

On peut observer encore devant les mots crocodes et diarhodon des rameaux, qui ne paraissent, comme pour d'autres cachets, n'avoir été gravés là que pour remplir un vide.

Cachet de Condé-sur-Iton (Eure). — Il ne reste plus que la moitié de cette pierre, stéatite vert foncé, qui a 0 m. 053 de longueur sur 0 m. 022 de largeur et 0 m. 010 d'épaisseur. Elle appartenait, en 1867, à M. Bonnin, conservateur du Musée d'Evreux. On croit généralement qu'elle a été trouvée, vers 1845, à Condé-sur-Iton. Sichel en a donné une copie. Les inscriptions sont :

ELLINI
ILLVM

(Marc)ellini (penic)illum.

Cachet de Rouen[1]. — L'abbé Cochet, dans la « Revue de Normandie » (1863, p. 496) écrit :

1. D'après Espérandieu, ce cachet paraîtrait perdu, et on en aurait seulement une copie de M. Movat (Bulletin des Antiquaires de France ; 1883, p. 123, et Bull. épigraphique ; 1883, p. 102), sur des empreintes prises par l'abbé Cochet. Il n'en est rien heureusement, et ce cachet trouvé dans des fouilles, au niveau de la rue Rollon, est au Musée des Antiquités de Rouen. L'éminent directeur du Musée, M. Gaston Le Breton, nous en a confirmé l'authenticité.

« Le plus curieux objet recueilli cette année par M. Taurin est un cachet d'oculiste en schiste jaune et assez bien conservé ; c'est le troisième à ma connaissance qui ait été rencontré dans la Seine-Inférieure ; les deux premiers ont apparu à Lillebonne lors des fouilles opérées par M. Rever. »

Voici ce qu'on lit :

M. CASS. MARCIANI
DIAMYSVS

M. CASS. MARCIAN
LENEM

M. CASS. MARCIAN
DI ARHoDoN

M. CASS. MARCIAN
LEPIDOS

1. M(arci) Cass(ii) Marciani diamysus.
2. M(arci) Cass(ii) Marcian(i) lene m(edicamentum) ou lenem (entum).
3. M(arci) Cass(ii) Marcian(i) diarhodon.
4. M(arci) Cass(ii) Marcian(i) dia) lepidos.

Le collyre diamysyos, disent Héron de Villefosse et Thédenat, diamisus, diamysus, diamisos, diamysum, diamisos, est un de ceux qui démontrent le plus l'ignorance des oculistes quand il s'agissait de transcrire un mot grec en latin. Il est mentionné 33 fois sur des cachets, 5 fois sans indication de maladie, 6 fois avec *ad aspritudines*, 14 fois avec *ad cicatrices*, 6 fois avec *ad diatheses* ; sur 2 cachets, il est associé au mot *crocodes*, sur l'un avec les mots ad diatheses, sur l'autre avec les mots ad diatheses et r(heumatis) e(piphoras).

Cachet de Saint-Aubin-sur-Gaillon. — Une monographie fort intéressante de M. Paul Baudry[1] a été consacrée à ce cachet, qui fut

[1]. Paul BAUDRY : Notice sur un cachet sigillaire, dit cachet d'oculiste, trouvé à Saint-Aubin-sur-Gaillon. (Bulletin monumental ou collection de mémoires et de renseignements sur la statistique monumentale de la France, publié par M. de Caumont ; 1866, p. 33.)

Nous sommes heureux de remercier ici M. Paul Baudry, qui a bien voulu nous donner tous renseignements utiles en ce qui concerne ce cachet qui est sa propriété. Une reproduction en existe au Musée d'Antiquités de Rouen.

Voir également abbé Cochet (Bulletin monumental), et Héron de Villefosse et Thédenat (loc. cit.).

découvert au commencement de mai 1865, en creusant le sol d'un hypocauste romain précédemment découvert à Saint-Aubin-sur-Gaillon, dans une propriété appartenant à M. Homberg.

Cette pierre est plate, noire, de dimensions moyennes (44 sur 45 millimètres et d'environ 9 millimètres d'épaisseur). Il n'y a que trois côtés qui soient gravés. Il se peut que le quatrième ne l'ait pas été ou que l'inscription en ait été enlevée pour faire place à une autre. Un des angles est un peu abîmé, mais on peut reconnaître toutes les lettres. On lit :

SEXT. ROM. SYM
FORI DIARHoDoN

SEX. RoM. SYMFoRI
ANICET. AD. DIATHE

EXT. RoM. SYMFo
DIAMIS. AD. DIAT

1. Sext(i) Rom(anii) Symfori diarhodon.
2. Sex(ti) Rom(anii) Symfori anicet(um) ad diathe(ses).
3. Sext(i) Rom(anii) Symfo(ri) diamis(us) ad diat(heses).

Le nom du praticien est répété avant chaque spécifique ; rarement, d'ailleurs, on a observé des noms de personne différents sur un même cachet. Les termes médicaux rappellent ceux d'un cachet de Lillebonne (voir plus haut). Le nom de Sextus Romanus ou Romanius est facile à lire. *Symforus* est soit un troisième nom, soit un dérivé du grec signifiant *utile* ou *compagnon de*.

Diarhodon (dia avec, et rodon rose) = collyre à la rose.

Anicet ad diathe. Pour M. Paul Baudry, l'inscription est probablement incomplète ; si l'on s'en réfère à des exemples analogues, il y aurait une allusion à l'anis auquel on prêtait la propriété d'enlever les fluxions et les humeurs, ad diatheses tollendas. M. de Longpérier interprète Anicet ad diathe = anicetus ad diathermasiam, invincible, infaillible contre l'échauffement. On a vu plus haut ce qu'il fallait penser du mot ad diat = ad diatheses ; pour anicet, il paraît juste de se rallier à l'opinion d'Héron de Villefosse et Thédenat, et aussi de M. de Longpérier, qui y voient le dérivé de aniketon = invincible.

Les mots *diamis addiat*, diamisus ad diatheses ou ad diathermasiam (Paul Baudry) indiquent un composé de misy[1].

Cachet de Lillebonne[2] (Musée du Havre). — C'est une stéatite verdâtre de 0 m. 036 de longueur sur 0 m. 13 de largeur et de 0 m. 007 d'épaisseur. On lit :

    G. IVLA..., puis des lettres incomplètes et des graffiti.
    I.....   —
    ..... A.....   —
    ... I..... O.....   —
Un rectangle et des signes gravés au milieu.
Un rectangle avec un oiseau gravé au centre.

1. G(aii) Jul(ii) A..... I.
2. (Gaii Julii) A.

Sur les plats, d'un côté on voit les lettres : ATIN ; de l'autre une ligne, et au-dessous deux sortes de υ ; à l'extrémité de la ligne un B horizontal.

Tablettes d'oculistes. — Il a été découvert en différents lieux (Cologne, forêt de Compiègne, Dijon, Reims, Rouen, etc...) des tablettes rectangulaires sans inscriptions rappelant l'aspect des cachets d'oculistes (Espérandieu). Une de leurs faces est creusée en godet, ce qui tendrait à faire croire qu'elles ont pu servir de mortier. M. Héron de Villefosse et Thédenat ont donné l'explication intéressante qui suit : « On sait, disent-ils, comment étaient confectionnés les collyres. Les ingrédients, réduits en poudre par la crémation, le broiement ou tout autre procédé, étaient pétris en pâte à l'aide d'un liquide déterminé, puis cette pâte était façonnée en collyre et marquée d'une empreinte. Il est peu probable que les oculistes aient tous possédé les intruments et les laboratoires nécessaires pour rendre les matières premières propres à entrer dans les collyres. Sans doute, la pharmacie en gros, ou l'industrie qui

---

1. On a vu précédemment l'interprétation de cette préparation au misy. M. Paul Baudry, à propos des passages de Pline sur le misy, rappelle l'opinion de Rever, qui dit, d'après la description de Pline sur le *calcytis*, d'où proviendrait le misy, qu'on doit voir une cristallisation de sulfate de cuivre dans ces « grappes transparentes et d'un beau bleu, qui s'agglomeraient autour des cordons plongés dans une solution de misy mise en évaporation. »

On sait combien les sels de cuivre, notamment le sulfate de cuivre, sont encore employés de nos jours dans les affections oculaires, par exemple dans la conjonctivite granuleuse.

2. ESPÉRANDIEU : Loc. cit.

en tenait lieu à cette époque, leur fournissait les ingrédients tout préparés. L'oculiste réduisait en poudre dans le petit godet de sa tablette, à l'aide du bout arrondi d'une spatule, les matières solides, la terre de Lemnos, par exemple, les grains de poivre, les résines, etc. Cela fait, il retournait sa tablette ; puis, sur le côté dépourvu de godet, il mélangeait les poudres, les arrosait, suivant la formule, du liquide nécessaire, et les pétrissait cette fois avec l'extrémité plate de la spatule. Les biseaux, mélangés toujours sur la face opposée au godet, formaient une pente sur chacun des côtés de la tablette et permettaient de ressaisir avec l'extrémité plate de la spatule, et de ramener vers le centre, avant qu'il ait coulé à terre, le liquide s'échappant vers les bords, tant que la pâte n'avait pas pris de consistance. Enfin, l'opérateur donnait à la pâte la forme d'un pain allongé et y apposait son cachet.

L'oculiste devait, le plus souvent, vendre ses bâtonnets au malade, qui en usait suivant l'ordonnance ; mais, dans bien des cas, il appliquait probablement le collyre lui-même. Le collyre sec, pour être employé, devait être réduit en poudre, puis dissous dans un liquide. Le godet servait cette fois à la trituration du médicament ; il devait même suffire à la dissolution, à cause de la petite quantité de liquide que réclamait chaque application. Le bout rond de la spatule, façonné en forme de massue, servait à oindre l'œil sans le blesser, comme on aurait pu le redouter avec une pointe. Là encore, on le voit, la tablette trouvait son emploi. Du reste, si elle n'existait pas, il faudrait l'inventer. Cela est si vrai que les oculistes, quand ils n'avaient pas de tablettes, y suppléaient en utilisant les plats de leurs cachets. Ainsi s'expliquent les dépressions centrales que l'on observe sur les plats de bon nombre de ces monuments. Nous avions pensé que ces trous étaient destinés à empêcher le cachet de glisser entre les doigts pendant qu'on en faisait usage ; mais est-il besoin d'un si grand effort pour appliquer une empreinte sur une pâte molle ? »

Espérandieu décrit, comme étant au Musée de Rouen (provenance inconnue) : « douze tablettes biseautées d'un seul côté. Un godet a été creusé au centre de la face qui n'est pas biseautée. Onze tablettes sont en stéatite ou en schiste ; une est en marbre violet. » Il existe bien, au Musée d'Antiquités, à l'étage inférieur d'une montre[1], une douzaine de tablettes. La plupart sont effectivement creusées d'un

---

1. Salle de la Mosaïque. Le catalogue fait mention de ces tablettes sous le nom de **tablettes à écrire**.

godet au centre et, d'après nos connaissances, doivent être attribuées à un usage pharmaceutique; mais elles sont quatre ou cinq fois plus larges et plus épaisses que les cachets d'oculistes, et en cela, aussi bien que dans la description de leur matière, s'écartent de ce qu'en dit Espérandieu.

— L'histoire du monde, a-t-on dit, est un perpétuel recommencement. Nous disions, au commencement de ce petit travail, combien la médecine offrait et avait toujours offert une proie tentante aux empiriques malhonnêtes, qui ne craignent pas de faire un commerce en tirant parti de la peur de la maladie ou de la mort.

D'après Rever, Sénèque, dans sa 64ᵉ lettre, stigmatise la foule des charlatans qui compromettaient l'oculistique à cette époque, et il cite les maladies de l'œil comme un exemple de la sobriété qu'il faut généralement mettre à faire des recherches ou des essais de *nouveautés*, et de la préférence qu'il faut donner aux moyens connus en les employant avec *sagesse* et *connaissance de cause*.

Un sage conseil, sous la plume de Sénèque, n'étonnera personne ; mois on ne se serait peut-être pas attendu à trouver en lui un défenseur de l'ophtalmologie.

Paul PETIT.

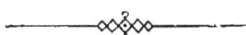

figure de ste marte
a la fonteyne a costa
Rue martainville

marte en ville

R. M. N. — *Iconographie médicale normande*, planche 22.

XXIV

UNE QUESTION D'HYGIÈNE RUE MARTAINVILLE
A LA FIN DU XVIᵉ SIÈCLE

Venir parler de l'insalubrité de la rue Martainville à la fin du xvɪᵉ siècle, paraîtra sans doute oiseux à bien des lecteurs. Cette rue possède encore, de nos jours, une mauvaise réputation au point de vue de l'hygiène, réputation à vrai dire un peu surfaite; car, en examinant attentivement les différentes rues de Rouen, on en trouverait sans peine quelques-unes dont l'insalubrité surpasserait celle de la rue Martainville. Mais à l'époque dont je veux parler, la rue Martainville était la plus importante de Rouen, non seulement pour le nombre de ses habitants, mais pour la richesse de son commerce et de son industrie. Elle était le prolongement de la voie réunissant Rouen à la capitale de la France, et c'est par la rue Martainville que se firent toutes les entrées solennelles des archevêques, ducs, princes et rois. La paroisse Saint-Maclou, dont cette rue est l'axe, était la plus riche de la ville; lorsque les églises étaient invitées à fournir une aumône volontaire, ce qui équivalait à un ordre de payer une taxe proportionnelle aux ressources de chacune d'elles, Saint-Maclou payait toujours plus que les autres. Vers l'époque qui nous occupe, elle était peut-être à son apogée. Alors que pour une famine les principales paroisses fournissent douze ou quatorze mines de blé, et les autres beaucoup moins, Saint-Maclou donne trente mines.

Parler de la salubrité de la rue Martainville, c'est donc montrer l'état d'une des rues les plus riches et les plus importantes de la ville; ce n'est pas choisir une exception, mais bien présenter le tableau réel de la situation de toute la ville. Pendant plus de vingt ans les habitants réclamèrent pour avoir, vers le milieu de la rue, une fontaine d'eau potable qu'ils ne parvinrent pas à obtenir. Je vais leur laisser présenter leur cause en me contentant de reproduire une de leurs pétitions. Ils disent être cinq ou six mille habitants « de la rue Martainville et autres adjacentes, comme rue du Petit-Ruissel, de la Chièvre, du Clos-Saint-Marc, du Figuier, de la Gloë, de la Vigne et des Penteurs ; depuis la porte Martainville jusqu'au carrefour du Ponchel ».

« Disants les suppliants que passé a longtemps ils auroient faict plusieurs remonstrances et supplications tant à vos prédécesseurs Eschevins que à la justice et police generalle de ceste dicte ville que à Monsieur le bailly de Rouen ou ses lieutenants ; comme ils auroient et ont encore de présent grande souffreté et nécessité d'eau de fontayne aud cartier et specialement au bas et milieu de la rue Martainville ; là où il n'y a mesmes aucunes bonnes eaues de puis à mettre ny exposer au corps humain pour estre les eaues dudict cartier, bourbeuses, puantes et fangeuses provenantes des maresquerie et puants ruisseaux du cartier. Leur causant ordinairement des malladies pestilentieuzes comme il est nottoire et remarquable, n'ayant pour tout usage d'eau nette que de semblable que les bestes et chevaux boyvent dans la riviere de Martainville. Eau dans laquelle il y tombe et coulle journellement les ordures, excrements et immondices du proffit des Célestins et des chambres communes de Hameline[1] en la maresquerie, du lieu des Vallides, les vuidanges des mesguichiers, taneurs, paucheliers, qui de jour à autre rendent la rivière blanc comme laict de la chaux qu'ils y gettent hors de leurs fossés, sans comprendre encore le ruisseau de la rue des Voirriers sur lequel est encore basti plusieurs chambres communes et autres immondices, le tout fluant auxdictes rivières. Sy aucun a affaire d'ung voirre d'eau nette lui convient faire unze à

---

1. Ce nom de Hameline ou Amelinne est sans doute celui du promoteur de la création des cabinets d'aisances publics. Son nom servit à désigner ces petits édicules, comme de nos jours le nom d'un ancien préfet de police sert à désigner dans la langue populaire les boîtes à ordure dont il a prescrit l'usage.

Hameline était-il Rouennais ? Je n'en sais rien, mais c'est dans des documents rouennais qu'il est cité, et celui-ci est jusqu'à présent le premier en date.

Dans les *Estreines universelles*, de Tabarin, pièce toute rouennaise, il est parlé du « papier brouillé du Pontaritaine, Pont-de-Robec, Chambres Ameline, Basse-Vieille Tour et autres ».

David Ferrand commence une des ses poésies puriniques de la façon suivante :

Ainchin comme j'estois dans les chambres Amelinne
Mes cauches avallez, pour faire man paquet.

douze cents pas de chemin qu'il y a distance depuis leurs maisons jusqu'à Saint-Maclou ou à la fontayne Jacob, hors la porte Martainville. Chose tellement nécessiteuse que cela sera par vos prudences jugé très nécessaire y remédier. Pour cause nosdicts sieurs considerant ce que dessus et que c'est toujours le premier cartier où commence ordinairement lesdictes malladies pestilentieuzes, à raison desd. incommodités des eaux de fontayne et de l'usage au contraire des puantes eaux ci-dessus mentionnées, il vous plaise ordonner et commander faire en lad. rue Martainville une fontayne de ung seul courant ou tuyau, soit au coing de la rue du Figuier ou ailleurs où trouverez bon plus commode, pour la facillité de laquelle fontayne se pourra fournir eau aisement de la perte qui se faict de la superfluité d'eau tombant de une cuve dans Robec proche la porte Saint-Hillaire pour nous en distribuer au cartier seullement telle quantité que désirerez bien, à prendre au courant et canal passant par votre fontayne fluant devant l'église Saint-Vivien. Et soubs votre meilleur advis et prudence et du maître des ouvrages de lad. ville et de son expert et fontaynier d'icelle trouverez le chemin fort abrégé depuis lad. fontayne Saint-Vivien jusques et passant le maître portail de ladite eglise allant droit sous le pont et droit par la rue du Gredilaux-Penteurs pour rendre au coing de la rue du Figuier, rue Martainville. En quoi faisant vous obligerez à jamais lesdits bourgeois et habitants à continuer de prier Dieu pour la prospérité de vous tous et vous ferez bien. »

Cette pétition est datée de 1606. Elle n'est ni la dernière ni surtout la première. Je l'ai choisie parce qu'elle renferme en assez peu de phrases tout l'exposé de la question, et montre que la solution était très simple. Mais il ne faudrait pas croire que la demande était produite pour la première fois. A la pétition qu'on vient de lire, les échevins répondirent que la demande était très juste mais qu'ils ne pouvaient s'en occuper étant à la fin de leur mandat; c'est ce que nous apprenons par une autre pétition qui fut présentée au corps municipal en 1608, et qui eut le même sort. Bien d'autres requêtes avaient antérieurement subi le même échec. En 1588 les habitants avaient cru qu'ils allaient obtenir facilement une fontaine d'eau potable. Ils avaient même commandé à un spécialiste un projet de fontaine. « Nicollas Abraham, maître sculteur, ymagier, paintre en ceste ville de Rouen, demeurant en la rue de la Boucherye-Saint-Ouen », avait dessiné pour eux le projet de fontaine que reproduit la planche ci-jointe, et il en avait établi les devis.

Cette fontaine représentait sainte Marthe tenant un goupillon duquel l'eau aurait jailli en forme de parapluie au-dessus de la tête. Le mouton héraldique lui-même projetait l'eau pure. Un bel esprit du temps avait complété le projet par un jeu de mots et avait voulu mettre la rue sous la protection de sainte Marthe en proposant une étymologie fantaisiste : *Marte en ville*, qui après tout me satisfait autant que celle des érudits *Martis via*.

Notre confrère P. Noury, dans un article de la *Chronique médicale* (15 nov. 1902), a parlé incidemment de la fontaine faisant l'objet de cet article et aussi de la fontaine qui est contre l'église Saint-Maclou. Pour la fontaine de Sainte-Marthe, il n'a pas eu entre les mains le document original, et citant de seconde main il a commis une erreur de date et de nom, erreur sans importance pour le sujet qu'il traitait, mais que je dois rectifier, les articles de la *Chronique* étant considérés comme faisant foi. Il ne s'agit pas de la Vierge mais de sainte Marthe, et le projet de cette fontaine est postérieur à l'érection de la fontaine qui est contre l'église Saint-Maclou ; enfin si la Vierge, ou pour mieux dire sainte Marthe, arrose le démon, à moins que ce ne soit la *malladie pestilentieuze*, elle le fait d'une façon bien honnête et décente, ce dont on pourrait douter dans la citation de la *Chronique médicale*.

Quant à la fontaine qui est placée contre l'église Saint-Maclou, notre confrère y a justement relevé des détails naturalistes sur l'exactitude desquels tout le monde est aujourd'hui d'accord. Voici ce qu'il en dit : « Sur la fontaine Saint-Maclou, accotée contre l'église, les deux génies qui accostent le médaillon central, placés dans une position très naturaliste, expulsaient fort ingénument, comme dirait Rabelais, « le superflu de leur boisson » sous forme d'une onde pure. On voit encore fort bien le génie de gauche tenant à deux mains le trou qui logeait autrefois le tuyau de sortie de l'eau. »

Cette interprétation est tellement indiscutable, qu'un projet de restauration dû au sculpteur Foucher s'y conformait entièrement. Il est piquant de rapprocher de la description précédente une autre description faite en 1846 par l'abbé Ouin Lacroix, auteur d'une *Histoire de l'église Saint-Maclou* : « Le médaillon, dit-il, est entièrement brisé, mais il est aisé de le rétablir exactement d'après les indications que nous donnent les débris existants.

» Aux quatre coins du médaillon sont les quatre signes des Evangélistes, ce qui indique que le projet représenté était tiré de quelque passage des Ecritures. . . . .

» Cette fontaine était insignifiante par elle-même ; mais touchée et pour ainsi dire vivifiée par un ciseau chrétien, elle est devenue un poétique et gracieux symbole des grâces du ciel. »

L'abbé Ouin Lacroix pense que le sujet du médaillon représentait la fontaine Jacob où Jésus rencontra la Samaritaine. Il n'est pas douteux qu'il ait raison ; mais, ce qui est frappant, c'est que là où le prêtre n'a vu que le sujet religieux, le médecin n'a vu que l'anatomie : Adaptation spéciale des organes visuels selon les professions.

S'il en est ainsi, il y avait une fontaine Jacob à chaque extrémité de la rue Martainville.

Le souvenir de la véritable fontaine Jacob est lié avec celui de l'hôpital de Jéricho ou du Saint-Esprit pour les pauvres aveugles. C'était une petite source au pied de la côte Sainte-Catherine, sous la forteresse, sur la paroisse Saint-Paul. Les écrivains qui en ont parlé disent qu'elle existe encore dans une propriété privée de la rue Préfontaine, sans indiquer toutefois le moyen de trouver cette propriété. (C'est le pré portant actuellement le n° 8.)

Il y avait aussi dans ces parages la fontaine du prieuré de Saint-Michel. Entre la maison qui fait l'angle de la rue du Mont-Gargan et de la rue du Chemin-Neuf, et la maison qui fait suite sur la rue du Chemin-Neuf, existe un passage, aujourd'hui condamné, qui conduisait à la fontaine Saint-Michel, laquelle existe toujours. La rue du Chemin-Neuf portait autrefois le nom de rue du Faubourg-Martainville. Que l'on aille du Clos-Saint-Marc, par exemple, à la rue Préfontaine ou à la rue du Chemin-Neuf, la distance est fort grande, et comme disaient les pétitionnaires, il y avait bien des pas à faire quand on avait besoin d'un *voirre d'eau nette*.

Les Echevins avaient des soucis plus graves ; ils étaient pour ou contre la Ligue, pour ou contre les huguenots. C'étaient les questions politiques et religieuses de l'époque. La peste interrompait parfois, et même assez fréquemment, d'une façon intempestive, l'étude des grandes questions de partis, mais on comprend qu'une affaire de borne-fontaine ne pouvait trouver place et distraire de préoccupations plus captivantes.

Pourtant les habitants de la rue Martainville avaient, sans tenir compte de leur jeu de mots, de bonnes raisons ; ils avaient appelé les beaux-arts à leur aide, leur pétition eût mérité mieux qu'un classement, si soigneux fût-il, dans les cartons des Archives municipales.

Dr G. PANEL.

XXV

NOTES SUR L'OTOLOGIE A ROUEN AU XVIIIᵉ SIÈCLE

Hippocrate, dans le traité de *l'Art,* dit qu'un grand nombre de cavités n'étaient connues que des médecins qui en avaient fait un objet d'études spéciales [1], et dans la formule du serment qui contient des préceptes moraux des plus élevés, le médecin s'engage à ne jamais tailler les calculeux, mais à les adresser à ceux qui s'occupent spécialement de cette opération [2]. Ces deux passages montrent qu'au moment où vivait Hippocrate il existait des médecins *spécialistes* comme de nos jours. Daremberg, en commentant le père de la médecine rappelle qu'avant lui Hérodote a donné dans ses ouvrages la preuve de l'existence, en Egypte, de médecins spéciaux pour les yeux, la tête, les dents, les *régions du ventre* et les maladies invisibles [3]. A Rome, il y eut également des médecins spécialistes, et quelques-uns s'occupaient des maladies des oreilles. L'habitude de se spécialiser se perdit pendant des siècles pour reparaître de nos jours ; au xviiiᵉ siècle, quelques médecins rétablirent cet usage, à Paris en particulier, ce furent surtout des oculistes.

Il ne faudrait pas croire que la connaissance des maladies des oreilles date de notre époque ; ces affections ont été l'objet de travaux spéciaux intéressants bien avant le xixᵉ siècle.

Quand on veut faire l'histoire de l'otologie en France, après avoir cité le *Traité de l'organe de l'ouïe, contenant la structure, les usages et les maladies de toutes les parties de l'oreille,* de du Verney, publié en 1683, on franchit presque un siècle pendant lequel aucun ouvrage important relatif aux maladies de l'oreille n'a

---

1. *Hippocrate,* par le Dʳ Ch.-V. Daremberg, page 21.
2. *Id.,* page 3.
3. *Id.* Notes du Serment, page 383.

été publié. Puis on trouve le *Mémoire sur la théorie des maladies de l'oreille et sur les moyens que la chirurgie peut employer pour leur curation*, dont l'auteur est Leschevin, chirurgien en chef de l'Hôpital-Général de Rouen. L'Académie royale de chirurgie avait mis au concours pour l'année 1763 ce sujet, elle reçut huit mémoires et adjugea le prix d'une voix unanime au chirurgien rouennais. Quelques années avant, en 1740, Lecat avait fait paraître son *Traité des sens*, traité auquel il fit quelques additions, et qui devint dans la suite le *Traité des sensations et des passions en général, et des sens en particulier* : le principal supplément ajouté à cet ouvrage était la *Théorie de l'ouïe*. Il est curieux de constater que les deux ouvrages français les plus importants de cette époque au point de vue otologique sont dus à la plume de deux chirurgiens de Rouen, Lecat et Leschevin.

Le premier étudie particulièrement l'anatomie et la physiologie de l'oreille ; le second ne s'occupe que de la pathologie de cet organe, et si celui-là fait parfois une incursion dans le domaine de la pathologie, celui-ci reste limité à son sujet, les maladies de l'oreille. Nous ne nous occuperons que de la pathologie de l'oreille.

Il n'y eut pas à Rouen au xvIII^e siècle de médecins spécialistes pour les maladies de l'oreille, mais il y eut des médecins qui connaissaient parfaitement ces affections : nous avons cité Leschevin et Lecat ; il faut également ajouter à ces deux noms celui d'un médecin, Lepecq de la Clôture ; plusieurs de ses observations intéressent l'otologie.

I. — Instruments.

Avant de passer en revue les connaissances otologiques de ces trois médecins de Rouen, il est utile de se rendre compte des moyens employés à cette époque pour examiner l'oreille : la pauvreté des moyens d'examen explique le peu de développement de cette branche de la médecine avant le xixe siècle.

Pour faire un examen de l'oreille, on se servait généralement de la lumière solaire sans spéculum ; les médecins rouennais ne parlent pas du *speculum auris*, qui avait pourtant été inventé par Fabrice de Hilden en 1646. Leschevin conseillait de mettre le malade au soleil et « dans cette situation, en plaçant son œil vis-à-vis du conduit auditif, et en relevant d'une main l'oreille externe, pour effacer la courbure du canal cartilagineux, le chirurgien peut porter la vue presque par delà le conduit osseux[1] ». Ce redressement du conduit, encore indispensable aujourd'hui, même avec l'emploi du spéculum, pour examiner entièrement la membrane du tympan et le conduit auditif, ne permettait de voir le tympan que chez les personnes dont le conduit auditif était très large.

Les moyens d'exploration de l'oreille sont aussi primitifs au XVIII° siècle que les instruments destinés au traitement des affections de l'oreille.

Les médecins rouennais s'étendent peu sur la question des instruments ; mais dans le *Cours d'opérations de chirurgie* de Dionis, ouvrage classique à cette époque, on trouve le tableau des instruments employés pour les oreilles : nous reproduisons ici cette figure ; on y voit, qu'en réalité, il n'y a pas d'instrument très spécial à l'oreille.

INSTRUMENTS POUR LES OREILLES ET PARTIES VOISINES

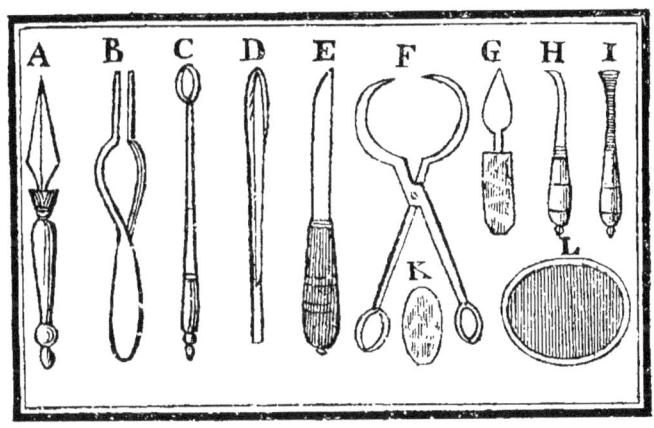

A. Lancette ; B. Pincette ; C. Cure-Oreille ; D. Pincette ;
E. Couteau ; F. Tenette ; G. Scalpel ; H. Errine pointue ; I. Errine plate ;
K. Plumaceau ; L. Emplâtre (2).

Il n'est pas question dans l'ouvrage de Dionis du « soufflet anatomique recourbé » signalé par Leschevin dans son ouvrage, qui n'est autre que la sonde d'Itard.

Dans l'analyse de l'ouvrage de Leschevin qui parut dans les *Annonces, affiches et avis divers de la Haute et Basse*

1. Page 75 de son ouvrage.
2. *Cours d'opérations de chirurgie, démontrées au Jardin-Royal par Dionis.* Huitième édition, revue et augmentée par M. George de la Faye. A Paris, 1777, p 509.

Normandie, en 1765, le journaliste fait l'éloge du travail du chirurgien rouennais, et lui attribue l'invention du cathétérisme de la trompe d'Eustache par les fosses nasales. C'est une erreur.

Leschevin, dans son travail, ne revendique pas l'invention de la sonde, ni la priorité des injections de liquide dans la caisse à l'aide d'une sonde introduite dans la trompe d'Eustache par la voie nasale, car il dit que ce moyen a été proposé par quelques auteurs.

Le cathétérisme de la trompe d'Eustache par la bouche avait été inventé en 1724, par Guyot, maître de poste à Versailles, et c'est Cléland, un chirurgien anglais, qui imagina vingt ans après d'introduire l'instrument par la voie nasale.

Les cornets acoustiques sont nombreux au xviii° siècle, il y en a de différentes formes. Lecat en inventa deux différents, ainsi que des conques destinées à renforcer le son. Nous décrirons plus loin ces appareils.

Telle était la composition de l'arsenal de l'otologiste au xviii° siècle.

Depuis le commencement du xvii° siècle, la connaissance des maladies de l'oreille s'était très développée à Rouen. Il suffit pour en juger de lire ce qu'un médecin rouennais, Jacques Duval, pensait du cérumen en 1611. Pour lui, le cerveau se purgeait par les oreilles, et « pour ce qui concerne, écrit-il, quelque petite quantité d'excréments roussâtres qui se tirent par intervalles du conduit de l'oreille, ce sont des superfluitez qui restent après la nourriture faite et célébrée, aux instrumens destinez à favoriser le sens de l'ouïe, vers la partie extérieure, qui sont là poussez comme inutiles pour estre jettez dehors[1]. »

Après avoir lu cette explication, quand on parcourt le mémoire de Leschevin, on est étonné de voir les progrès faits en otologie pendant 150 ans.

II. — Leschevin.

Le mémoire de Leschevin est le meilleur travail du xviii° siècle sur les maladies de l'oreille.

Le premier article du mémoire de Leschevin, « *Sur la théorie des maladies de l'oreille et sur les moyens que la chirurgie*

---

1. J. Duval : *Méthode nouvelle de guarir les catarrhes et toutes maladies qui en dépendent voyre mesme celles qui cy devant ont été reputez incurables* ; p. 170.

peut employer pour leur curation », est consacré aux maladies de l'oreille externe, car l'auteur suit dans son mémoire, comme il le dit, « l'ordre naturel de la situation des parties ». Il insiste à plusieurs reprises sur la nécessité de traiter les affections de la peau du pavillon de l'oreille comme celles des autres parties du corps. Il traite ensuite des maladies du conduit auditif.

Comme dans tous les traités de chirurgie de l'époque, il s'étend longuement sur les imperforations du conduit, malformation rare et que l'on serait tenté de croire plus fréquente autrefois, tant les auteurs anciens se complaisent dans la description de son traitement. Il n'en est rien ; autrefois, on connaissait mieux cette affection dont le diagnostic était plus facile à faire que celui des autres maladies de l'oreille, et les auteurs sont heureux de s'étendre sur l'imperforation et de passer plus rapidement sur les autres affections.

Leschevin termine la description de l'opération qu'il conseille par cette réflexion : « On conçoit que cette opération ne peut guérir la surdité de naissance qu'autant qu'elle est causée uniquement par l'imperforation ; car s'il se trouvait en même temps dans l'oreille interne quelque autre vice de conformation qui rendît l'organe impuissant, ce serait en vain qu'on aurait remédié à la maladie extérieure. »

Leschevin continue ensuite l'exposition des maladies du conduit, puis les maladies dues à l'air. Ce sont ces idées que beaucoup de personnes ont encore aujourd'hui, et qui leur font attribuer la plupart des affections des oreilles à un *courant d'air*.

Il signale en passant l'expérience de Valsalva, et s'étend sur les bourdonnements dus à l'obstruction du conduit.

On ne peut lire la description des divers procédés donnés par Leschevin pour enlever les corps étrangers de l'oreille, sans se remémorer la célèbre nouvelle de Guy de Maupassant : *La Bête à Mait' Belhomme*, un de ses chefs-d'œuvre ; car Leschevin donne comme exemple d'animal entrant vivant dans l'oreille la puce, qui est insupportable par la rapidité de ses mouvements. On se souvient des lamentations de maître Belhomme qui sentait la bête « galoper ».

La description des procédés employés par les voyageurs qui se trouvaient dans l'omnibus pour débarrasser le pauvre Belhomme de sa bête est si précise que Maupassant n'a pu l'écrire sans s'être **documenté**.

— 198 —

Leschevin ne conseille pas le descellement du pavillon de l'oreille, quand on n'a pas pu enlever le corps étranger par le conduit, car, d'après lui, cette opération ne donne aucun avantage. Il trouve avec raison les pinces inutiles, « elles poussent le corps plus avant », il préfère un crochet.

Pour enlever un cérumen, Leschevin conseille de faire un lavage du conduit avec de l'eau dans laquelle on a fait fondre du sel marin et du savon.

Les articles dans lesquels Leschevin traite des abcès sont moins intéressants ; il confond la furonculose et l'otite moyenne aiguë. On peut cependant signaler quelques faits bien observés ; en particulier, l'apparition des complications mastoïdiennes et cérébrales, quand l'écoulement s'arrête brusquement dans une otite aiguë. C'est probablement de cette constatation que vient le préjugé, qui existe encore aujourd'hui, de ne pas arrêter un écoulement d'oreille. Sa thérapeutique des otites moyennes ne mérite pas qu'on s'y arrête.

Les maladies de la « membrane du tambour » font l'objet d'un article à part ; mais comme l'auteur décrit ces affections sans les avoir jamais vues, parce qu'il n'avait pas de moyen d'exploration, cet article présente peu d'intérêt.

Leschevin avait très bien observé que l'obstruction de la trompe d'Eustache provoquait l'otalgie, la surdité et les bourdonnements, et que cette inflammation avait pour cause, le plus souvent, une affection de la gorge. Et à ce sujet, Leschevin signale la possibilité de la production d'une otite moyenne à la suite d'une inflammation du pharynx. Pour Leschevin il n'y a qu'un seul moyen de porter un remède dans la caisse, c'est de faire une injection par la trompe.

Dans les conclusions de son mémoire, Leschevin traite rapidement des cornets acoustiques dont il conseille l'emploi.

III. — Lecat. *Cornets acoustiques.*

On comprendra très bien que Leschevin, qui était un des meilleurs élèves de Lecat, ne se soit pas étendu plus longtemps sur les cornets acoustiques, car son maître étudia spécialement ces appareils et en inventa de plusieurs formes. Dans le *Traité des sens*, Lecat décrit un cornet acoustique se composant de deux cornets s'emboîtant l'un dans l'autre (fig. 1) ; puis plus tard, dans la *Théorie de l'ouïe*, il décrit deux nouveaux instruments (fig. 2).

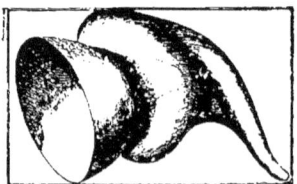
Fig. 1.

— 199 —

Voici la description qu'il donne de ces deux derniers appareils :

Le premier instrument regarde ceux qui n'ont que l'ouïe dure, comme on dit, ou ceux qui, ayant cet organe fort sain, seroient cependant bien aises d'entendre encore mieux, ou d'entendre des choses qui se passent trop loin d'eux pour être entendues distinctement. L'oreille externe des animaux, tels que le lièvre, l'âne, m'a fourni le modèle de celui-ci. C'est une espèce de conque, A B L D fig. 1, pour l'oreille droite, et fig. 2 pour l'oreille gauche. Cette conque a une ouverture, A C, plus étroite supérieurement, A, pour s'ajouter plus facilement sous la perruque, et plus large

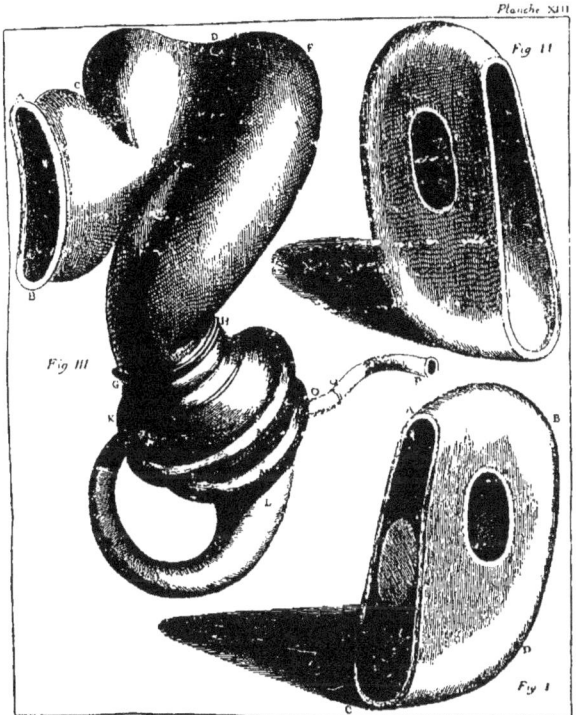

Fig. 2.

inférieurement, C, pour recevoir un ample volume des rayons sonores : $a\ b$ est un trou ovale fait à la paroi interne de cette conque acoustique, par lequel trou on fait entrer toute l'oreille externe[1], le rebord a du trou étant appuyé sur la racine du cartilage supérieur de l'oreille, comme les soutiens des boucles d'oreilles un peu pesantes que portent les dames. On peut encore aider à cette suspension par un ruban attaché au sommet de

[1]. Dans l'original, l'ouverture A C a cinq pouces moins trois lignes, et le reste à proportion. (Note de Lecat.)

chaque conque et passé sur la tête. L'extrémité supérieure A B, de cet instrument, est bombée en voûte pour rassembler ces sons vers $a\ b$; l'extrémité inférieure, C D, les porte vers $a\ b$, ou vers la paroi antérieure A D qui est aussi en voûte pour réfléchir les sons vers $a\ b$; la paroi interne, continuée avec $a\ b$, est aplatie pour s'ajuster sur la trompe et sur les parties situées au-dessous de l'oreille. Une perruque, faite exprès, couvre cet artifice de façon qu'il paroît peu ; cette perruque a une boucle derrière pour être élargie lorsqu'on veut placer les conques acoustiques, et rétrécie quand on les abandonne ; j'en ai fait l'expérience et elles remplissent très bien la fin pour laquelle je les ai imaginées.

Mais il est des ouïes si dures que la conque précédente serait d'un trop faible secours ; c'est pour celles-ci que j'ai inventé l'acoustique de la fig. III. L'embouchure A B de l'instrument est aussi un pavillon analogue à celui que forme l'oreille externe, ou au moins sa conque ; mais cet acoustique copie tout le reste de l'artifice de l'organe de l'ouïe ; C imite la fosse auditive, ou l'entrée du conduit cartilagineux avec la saillie en voûte du tragus ; D E, l'aboutement de ce conduit avec le canal osseux F G ; F, la voûte spacieuse qui termine cet aboutement ; E G H, l'angle que forme l'extrémité du conduit osseux, et dont l'ouverture regarde la voûte ; F G H, membrane pareille à celle du tympan ; je l'ai fait avec du cannepin, qui est la surpeau des gants blancs. J'en ai augmenté l'élasticité par un vernis ; un tafetas de florence très fin peut y suppléer. Cette membrane se monte et s'attache sur le rebord G H de la pièce A F G A sur laquelle un pareil rebord de la deuxième pièce I K L entre juste comme le couvercle d'une tabatière ; J K, cavité représentant celle du tambour ; L M N O, canal spiral qui doit faire l'office du limaçon ; P, petite embouchure mobile sur la dernière circonvolution q.

Cette petite embouchure se met dans l'oreille, ou plutôt dans la fosse auditive du sourd ; on la laisse comme elle est représentée pour l'oreille droite ; on la tourne du sens opposé pour l'oreille gauche.

La voix qu'on veut faire entendre se place vis-à-vis, ou mieux, dans le bas de l'embouchure A B ; les rayons sonores, ramassés par ce pavillon, entrent en foule par le détroit C E D, dans la voûte F D ; la réflexion qui s'en fait tourne tout au profit de l'angle E G H, et tombe avec impétuosité sur la membrane G H et l'espace I K ; ceux qui auraient pu réfléchir de B en A sont renvoyés par la petite voûte C.

L'entonnoir I K L rassemble en L toute la vivacité des rayons, tant par sa figure conoïde que par ses arrière-voûtes I K analogues aux sinus de la roche, etc., et par sa membrane G H qui s'oppose à toute espèce de réflexions perdues.

Les circonvolutions L M N O P multiplient encore ces vibrations sonores réunies, dont P porte le produit dans le canal auditif naturel du sourd. L'expérience m'a prouvé que ce produit est très considérable et surpasse celui de tous les acoustiques que j'ai vus jusqu'ici ; car j'ai fait des recherches à ce sujet, et j'ai fait exécuter tous les acoustiques qui sont décrits dans les Mémoires de l'Académie de Paris. J'ai cependant découvert, par des expériences réitérées, deux défauts à mon instrument ; ce grand effet même rend les sons si bruyants qu'ils en devenaient moins distincts. J'ai remédié à cet inconvénient en le doublant de peaux de gants collés pour amortir un peu de ses vibrations, et imiter encore de plus près les vrais organes qui sont couverts de parties molles. Le second défaut est la grandeur qui effrayait bien des personnes. Le remède à celui-ci est fort simple ; on le réduit à la moitié, au tiers, en conservant sa figure et en faisant seulement l'embouchure A B un peu plus grande que cette réduction ne la demanderait [1].

Les conques invisibles de Lecat paraissent avoir été construites à Paris par un sieur Bernard, qui se qualifiait « d'orfèvre-mécanicien ». Les conques qu'il fabriquait étaient, disait-il « faites d'une matière aussi légère spécifiquement que le papier, et construites de manière à tenir d'elles-mêmes, et sans la moindre apparence extérieure »[2]. Bernard fut-il le constructeur de Lecat ? Il est plus probable qu'il s'appropria l'invention du chirurgien rouennais.

Lecat ne se contenta pas d'inventer des instruments ingénieux : il étudia l'anatomie de l'oreille et le mécanisme de l'audition. Dans le cours de son ouvrage, il émet plusieurs idées intéressantes qui sont encore admises aujourd'hui.

IV. — Lepecq de la Clôture.

On voit que Leschevin et Lecat ont étudié surtout la pathologie chirurgicale des maladies de l'oreille. Un médecin de Rouen a laissé dans ses ouvrages des observations qui nous montrent que les rapports des maladies de l'oreille avec les maladies générales étaient connues de lui.

Lepecq a observé plusieurs épidémies de fièvre typhoïde. Les complications auriculaires sont assez fréquentes dans cette affection, et peuvent atteindre les diverses parties de l'oreille : Lepecq n'a pas cherché à localiser l'affection, mais il a cité avec soin dans ses observations l'apparition de la surdité.

En 1769, il y avait eu à Dieppe une épidémie de fièvre typhoïde que Lepecq n'observa pas, mais dont un médecin de cette ville,

---

1. *Physiologie de Lecat*, tome III ; *Théorie de l'ouïe*, p. 209 et suivantes.
2. A. FRANKLIN : *La vie privée d'autrefois. Variétés chirurgicales*, page 218.

Erambert, lui envoya la description. Dans cette épidémie la surdité survint dans presque tous les cas, et Lepecq fait remarquer que cette surdité était d'un mauvais présage parce qu'elle était trop prématurée[1].

La même année, une épidémie de fièvre typhoïde se déclarait à Rouen au mois d'octobre ; au nombre des symptômes de cette maladie, Lepecq signale la surdité[2].

En 1770, dans l'épidémie de fièvre typhoïde du Gros-Theil, Lepecq observe encore des cas de surdité. Le sixième malade dont il rapporte l'observation est sourd deux semaines ; un autre (le seizième) est sourd par instants : il constate six cas de surdité sur quarante malades.

Lepecq fut appelé la même année à Louviers pour y suivre une épidémie de fièvre typhoïde ; la surdité se montra plus fréquemment dans cette épidémie que dans celle du Gros-Theil, et Lepecq considérait ce symptôme comme un signe favorable. Sur trente-huit malades dont il a rapporté les observations, il observa la surdité chez quinze.

La surdité apparaît généralement le septième jour de la maladie : chez un de ces malades, il y eut une otite suppurée qui dura un mois[3]. La surdité est un des symptômes qui, dans quelques cas, d'après Max Simon, permet de faire le diagnostic rétrospectif de fièvre typhoïde[4].

La grande proportion de troubles de l'audition observés chez les typhiques par Lepecq est assez rare ; mais d'autres médecins, même dans ces dernières années, ont eu des proportions semblables ; Hoffmann, de Berlin, a constaté 42 affections d'oreille sur 130 typhiques. Ces complications auriculaires peuvent donc être plus fréquentes qu'on ne le croit généralement dans la dothienenterie, elles peuvent atteindre toutes les parties de l'appareil auditif et donner lieu à des affections très différentes.

Lepecq de la Clôture eut encore le mérite de signaler les affections auriculaires dues à l'extension à l'oreille moyenne de l'infection

---

1. Lepecq de la Cloture, *Collection d'observations sur les maladies et constitutions épidémiques*. Première partie, page 174.
2. *Id.*, années 1763 à 1770, p. 847.
3. *Id.*, année 1770, pages 250 et suivantes.
4. Max Simon, *Etude pratique rétrospective et comparée sur le traitement des épidémies*, page 181.

naso-pharyngée : en particulier dans l'épidémie de « fièvre putride maligne, contagieuse » qui sévit dans les prisons du Palais à Rouen en 1770. Trente prisonniers furent atteints par cette maladie qui commençait par un mal de gorge, et la plupart eurent des otites.

Dans la description que Lepecq fait de Rouen, au début de son ouvrage, il signale la fréquence des maladies de l'oreille dans cette ville, et il attribue un grand nombre de surdités momentanées aux vents du midi. C'est pendant les hivers de 1784 et de 1785 que ce médecin observa le plus grand nombre d'affections auriculaires : consistant en otite moyenne catarrhale et otite moyenne suppurée.

V. — Les Charlatans.

Leschevin, dans le mémoire qui fut couronné par l'Académie, écrivait qu'il n'y a que « le chirurgien dogmatique, parfaitement instruit de la structure et du mécanisme de l'oreille, et de tous les dérangements dont elle est susceptible, qui puisse approprier à chaque espèce de surdité le remède qui lui convient, et qu'on ne doit nullement compter sur tous les remèdes secrets ou connus qu'on vante contre cette maladie ». C'était en effet un bon conseil que donnait Leschevin, car les charlatans étaient nombreux à Rouen au XVIIIe siècle. *Les annonces, affiches et avis divers de la Haute et Basse Normandie* donnent de temps en temps dans leurs colonnes un remède pour guérir la surdité ; en voici deux :

REMÈDE CONTRE LA SURDITÉ

On brûle des branches de frêne, et après avoir recueilli l'eau que le feu en fait distiller par les bouts, on la mêle avec de l'huile tirée d'un tronçon de grosse anguille qu'on fait rôtir pour cet usage. Il faut mettre quelques gouttes de ce mélange dans les oreilles, qu'on a bien nettoyées auparavant, et avant de se coucher on les bouche avec du coton imbibé de la même liqueur. On peut même réitérer plusieurs fois chaque jour l'instillation dans l'oreille [1].

---

1. *Annonces, affiches et avis divers de la Haute et Basse Normandie*, 19 septembre 1768. Ce remède n'était pas nouveau, on le trouve également dans un petit livre rarissime intitulé : « Bouquet de santé, contenant les remèdes les plus expérimentez..... — Fait et mis en lumière par Jean Margastaud, sieur de la Lauze, opérateur litotomiste, hernière et oculiste, privilégié du roi pour la ville de Rouen et autres ».

REMÈDE POUR GUÉRIR LA SURDITÉ

Mettez seulement une cuillerée ordinaire de sel gris dans environ une chopine d'eau de fontaine, laissez le dans l'eau pendant vingt-quatre heures, ayez soin de remuer de temps en temps la bouteille. Mettez une cuillerée à thé de cette eau dans l'oreille en vous couchant, pendant sept à huit jours, observant de vous coucher du côté opposé, et soyez sûr que vous guérirez [1].

C'était, on le voit, un usage à cette époque de donner des recettes aux lecteurs des journaux : parfois même le journaliste ne craint pas de faire un peu de réclame pour un charlatan, comme dans l'article suivant :

Tout vrai citoyen est naturellement plein de zèle pour la société dont il est membre. L'esprit patriotique est le seul guide qu'il suit. Son devoir le porte à s'occuper des avantages de l'humanité et de faire valoir le talent qu'il a reçu. Notre ville a le bonheur de posséder ce digne citoyen dans le sieur Pitette, concierge de Messieurs les marchands bonnetiers, rue du Bec, déjà connu, tant par ses expériences de physique au Collège royal de cette ville, que par les guérisons qu'il a procurées à différentes personnes attaquées, soit de rhumatisme, soit de paralysie. Vos abonnés s'en convaincront facilement s'ils daignent jeter un coup d'œil sur la feuille hebdomadaire du 7 juillet de l'année dernière et sur celle du 29 septembre suivant. Animés du même esprit patriotique et toujours empressés de concourir, autant qu'il est en nous, à tout ce qui intéresse nos concitoyens, nous publions avec plaisir le succès dudit sieur Pitette, en faisant connaître quelques personnes qu'il a guéries cette année par la voie de l'électricité ; la dame Durand, marchand voilière, porte Haranguerie, paroisse Saint-Vincent, incommodée depuis près de vingt ans d'une surdité qui lui étoit d'autant plus à charge, qu'elle n'entendoit ni chanter, ni prêcher, pas même l'heure sonner, avoit fait usage de différens remèdes qui ne lui ont procuré aucun soulagement. Elle désiroit cependant une prompte guérison, parce que la surdité étoit un obstacle très désavantageux pour son commerce. Ennuyée de sa triste situation elle s'est consultée, et sur la consultation elle a eu recours aux opérations électriques où elle a trouvé au bout de six semaines ce qu'inutilement elle avait auparavant cherché dans les remèdes. Maintenant elle entend assez bien, et ce succès incontestable la décida à continuer jusqu'à pleine et entière guérison dont elle jouiroit à présent, si des affaires pressées ne l'eussent forcée de suspendre pour quelque tems les mêmes opérations....... [2]

1. *Annonces, affiches et avis divers de la Haute et Basse Normandie* ; 31 janvier 1776.
2. *Id.*, 18 octobre 1766.

Quelques années après, le sieur Pitette était remplacé par un chirurgien, si l'on s'en rapporte à un « avis divers » de l'*Indicateur politique, mercantile et littéraire*, que rédigeait le citoyen Petit en 1793.

AVIS DIVERS

Le citoyen *Roblot*, chirurgien-pelliculiste, élève du citoyen *Delair*, premier docteur de la Faculté de Montpellier, extirpe les cors aux pieds, sans douleur, sans saigner et sans faire de mal ; possède une pommade qui en détruit la racine, ainsi que des verrues et des durillons. Il possède aussi le secret de guérir la surdité [1].

Roblot fut à Rouen le premier médecin spécialiste pour les oreilles ; mais il cumulait les spécialités ; il était en même temps pédicure !

A l'aurore du XIXᵉ siècle, Blanche, médecin à Rouen, prit pour sujet de thèse : *La perforation du tympan dans les cas de surdité causée par l'oblitération du conduit guttural.* [2]

L'obstruction de la trompe d'Eustache produisant, d'après Blanche, la surdité par accumulation de liquide dans la caisse du tympan, il faisait la paracentèse de cette membrane pour rétablir l'audition. Cette thèse, qui présente un certain intérêt, n'a pas la valeur scientifique du mémoire de Leschevin ; ce sont, d'ailleurs, les préceptes de ce chirurgien rouennais qui furent généralement suivis en otologie pendant la première moitié du XIXᵉ siècle.

---

1. 17 juillet 1793.

2. Dissertation sur l'*Utilité de la perforation de la membrane du tympan, dans le cas de surdité causée par l'oblitération du conduit guttural*, présentée et soutenue à l'Ecole de Médecine de Paris, le 31 décembre 1806, par Ant.-Emm.-Pascal Blanche, de Rouen (département de la Seine-Inférieure), ancien élève de l'Ecole pratique.

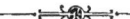

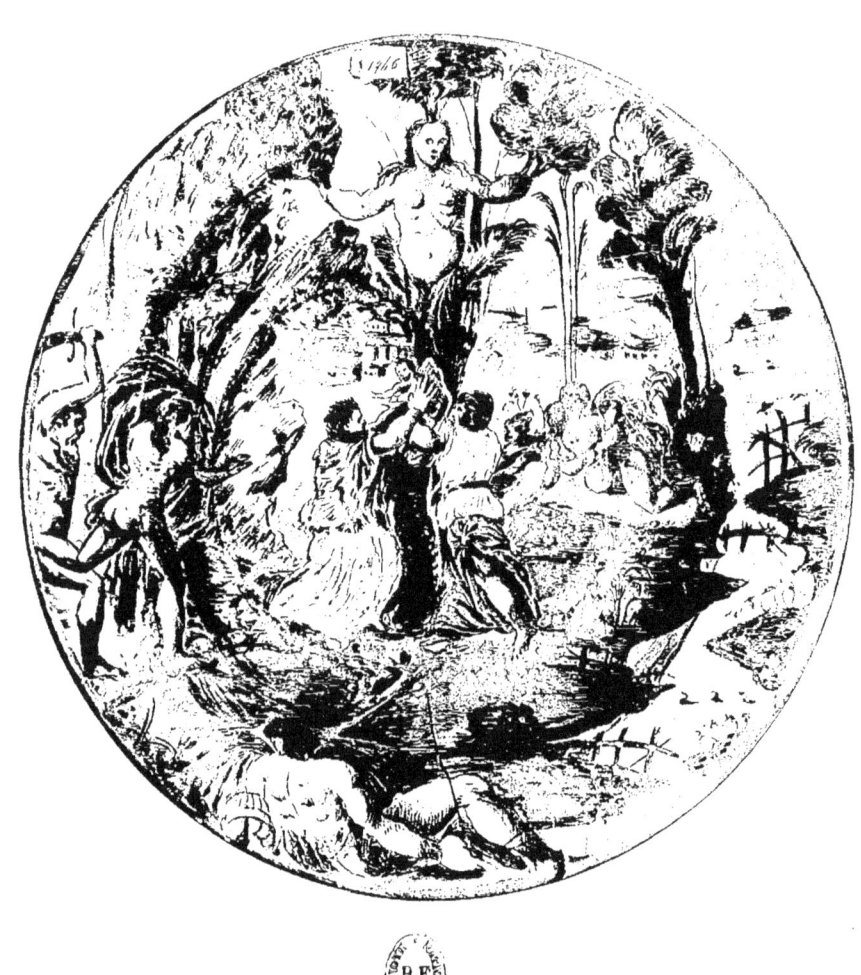

ASSIETTE EN FAIENCE D'URBINO

(Musée Céramique de Rouen)

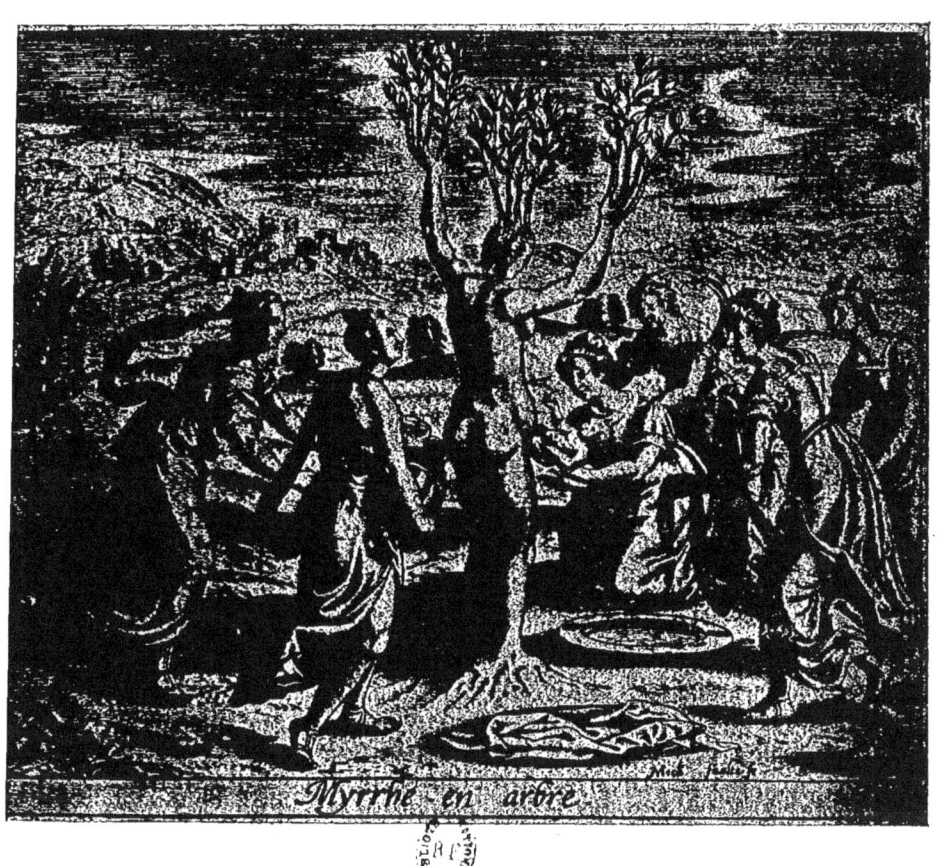

XXVI

L'OBSTÉTRIQUE DU MUSÉE CÉRAMIQUE DE ROUEN

A côté des pièces magnifiques que le visiteur peut admirer au Musée céramique de Rouen, il en est une qui retient son attention, non pas tant par la beauté de l'émail ou l'art du décorateur, que par le sujet que celui-ci traita.

Cette pièce[1] intéresse le médecin à un double titre; d'une part, c'est une représentation figurée d'un accouchement, un peu anormal il est vrai, et d'un autre côté, la parturiente n'est autre que Myrrha

---

[1]. Nous tenons à remercier M. Lormier, Conservateur du Musée céramique, qui nous a permis de faire photographier cette assiette.

dont les larmes, si l'on en croit les bons auteurs dont on berça notre jeunesse, entrent dans un grand nombre de préparations officinales.

Sur le premier point, le doute n'est pas possible. Au milieu d'une assiette de fabrication italienne (probablement d'Urbino) du XVIIe siècle, une femme, aux formes puissantes, les bras étendus, le bassin émergeant d'une gaîne ligneuse, roule des yeux hagards ; sa tête se termine, ainsi que ses avant-bras, par un bouquet de feuilles. Vers son milieu, l'arbre s'entr'ouvre pour livrer passage à un marmot ; celui-ci, tout joyeux, tend les mains à une femme qui le reçoit dans ses bras. Une autre femme aide au dégagement de l'enfant.

Aux pieds de ces personnages et sur la bordure, un homme à demi-couché se présente de dos ; un ruisseau se dirige en serpentant sur la partie droite de la bordure et finit par se jeter dans un lac ou un fleuve sillonné de barques dont l'une passe sous une sorte de « porte » analogue à celles que la mer a découpées sur notre côte normande.

Dans le lointain, un rivage bien italien nous montre des constructions s'étageant sur le flanc d'une montagne.

A gauche, sur la bordure, un vieillard, à la barbe chenue, poursuit, l'épée à la main, une jeune ingénue qui, pour mieux courir, sans doute, découvre des jambes robustes en drapant le haut de son torse.

Tel est ce tableau qui n'est vraiment pas traité de façon bien remarquable, tant au point de vue du réalisme de l'accouchement, qu'au point de vue de la pureté du dessin ; que si par hasard on pouvait douter qu'il s'agit là de la fin d'une grossesse, l'artiste a pris soin de représenter, avec une naïveté vraiment trop osée, l'acte qui précède de quelque dix révolutions lunaires, celui qui réclame le travail de « l'obstétrice » et nous montre au bord du ruisseau, près de son embouchure, deux personnages se livrant, à l'ombre d'un palmier, à d'amoureux ébats.

La représentation, figurée sur un plat, d'un acte obstétrical accompli sur un personnage mi-femme, mi-arbre, n'a rien qui doive nous surprendre ; les souvenirs classiques nous feraient-ils défaut, et la jeune fille, dont la tache apparaît si clairement, nous serait-elle inconnue, que nous pourrions remercier le céramiste qui, redoutant l'ignorance des admirateurs de son œuvre, a pris soin d'inscrire au dos de l'assiette : *Nasc Adonis*.

A ce sujet, Ovide raconte que Myrrha, avec la complicité de sa nourrice, parvint à pénétrer dans le lit de Cyniras, son père, pour lequel elle brûlait d'un feu coupable. Fuyant la vengeance de son père, elle traverse l'Arabie, et au bout de neuf mois s'arrêta dans le pays des Sabéens où, sur sa prière, les dieux la changèrent en arbre. Cependant l'inceste avait porté son fruit, et celui-ci croissait sous l'écorce du nouvel arbre, mais la mère n'avait plus de voix pour appeler Lucine à son secours. On entendit cependant l'arbre gémir, et il répandait un torrent de larmes; Lucine vint enfin à son aide, et dès qu'elle eut prononcé les paroles qui rendent les couches heureuses, l'écorce s'entr'ouvrit et il en sortit un enfant qui fut reçu par des naïades. Celles-ci le couchèrent sur l'herbe, l'oignirent des larmes que sa mère venait de répandre. Cet enfant n'était autre que le bel Adonis qui, né d'un arbre, devait lui-même donner naissance à une fleur.

Sans aucun doute, la parturiente est donc bien Myrrha, dont les larmes qui, dans les officines, portent le nom de myrrhe, mettent un baume[1] sur « boces, playes et navrures », endorment[2] les agités, calment[3] les dyspeptiques, guérissent[4] après avoir facilité leurs amoureuses prouesses ceux à qui Vénus ne fut point propice.

P. D.

---

1. La myrrhe entre dans la composition du Baume Fioravanti, du Commandeur.
2. Pilules de cynoglosse.
3. Thériaque.
4. Emplâtre de Vigo.

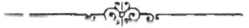

XXVII

UNE CONSULTATION A ROUEN EN 1786

L'AIR ET LE LAIT DANS LA TUBERCULOSE AU XVIIIe SIÈCLE

Sganarelle, au premier acte de « l'Amour médecin », apprenant que sa fille est très malade, s'écrie : « Vite qu'on m'aille quérir des médecins et en quantité. On n'en peut trop avoir dans une pareille aventure. » Son valet Champagne lui amène quatre médecins, et Lisette qui ne manque jamais l'occasion de décocher un trait satirique sur les médecins, de s'écrier : « Que voulez-vous donc faire, Monsieur, de quatre médecins? N'est-ce pas assez d'un pour tuer une personne? » Mais Sganarelle trouve déplacé de se moquer des médecins au moment où il en a besoin ; il est inquiet et répond à sa servante : « Taisez-vous, quatre conseils valent mieux qu'un. »

Cette habitude, signalée par Molière, d'appeler ensemble plusieurs médecins en consultation, persista au xviiie siècle ; on en trouve, en particulier, plusieurs exemples dans les « Observations » de Lepecq de la Clôture : « Nous fûmes appelés, en 1769, écrit Lepecq, plusieurs de mes collègues et moi, pour un négociant atteint de « *milliaire*. »[1] L'année suivante, Erambert (de Dieppe) appelle en même temps en consultation deux médecins de Rouen : Lepecq de la Clôture et Rouelle. La consultation suivante, signée de trois médecins, vient confirmer cette habitude :

---

[1]. Lepecq de la Cloture, tome II, p. 855.

Les soussignés, membres du Collège de Chirurgie de Roüen, qui ont visité la petite demoiselle Q..., âgée de cinq ans, et qui est le sujet de leur consultation, sont d'avis que sa maladie est une phtisie scrofuleuse; ils fondent leur opinion : 1° sur l'engorgement scirreux des glandes du col et des aisselles, qui annonce celles du poumon, des bronches et le poumon lui-même être dans le même état; 2° la voûture du dos, avec agrandissement de la poitrine; 3° la toux sèche convulsive et presque continuelle, le marasme, etc., et ils estiment que cette maladie est d'autant plus grave que son principe est héréditaire, tant du côté paternel que maternel, et qu'il est impossible de faire prendre aucune espèce de remèdes à la petite malade. Ils se borneront donc à indiquer un régime convenable aux circonstances et à la maladie; le régime est le lait, que l'on donnera s'il est possible pour toutte nourriture, on observera que ce soit toujours de la même vache, on le donnera de diverses manières, en soupe, en bouillie, on peut faire celle-ci avec le grueau, la farine de ris, la farine de pommes de terre, la farine pectorale de goujaud, enfin de manière que, par les changements, la malade ne s'ennuie point. On peut cependant, de temps en temps, lui donner un peu de blanc de poulet, du poisson léger, de la gelée de pommes pour faire diversion. Ils croient que l'on pourrait essayer de faire bouillir une partie de son lait et le jetter bouillant sur une petite poignée de feuilles de saponaire et quinze ou vingt cloportes écrasés; le lait, ainsi préparé, pouvant tenir lieu ou en partie des remèdes fondants qui conviennent à la malade, s'il est possible de lui faire prendre. Comme les purgatifs légers et doux lui sont encore nécessaires, ils en conseillent l'usage de temps en temps, par exemple une once de manne en larmes fondue dans une tasse de lait, on y ajoutera une once de sirop de roses solutif à prendre en deux ou trois petits verres dans la matinée.

Délibéré à Roüen, le 3 juin 1786.

LESCHEVIN. PILLORE. SCIAUX, chirurgien.

Le diagnostic fait par les trois membres du Collège de Chirurgie ne paraît pas discutable : l'enfant est tuberculeux. Nous n'insisterons pas sur ce diagnostic; peu nous importe que la malade ait été ou non tuberculeuse : le seul point intéressant à retenir de cette consultation, c'est le traitement de la tuberculose.

Le traitement se résume ainsi : régime lacté. Ce n'était pas précisément une nouveauté thérapeutique. Hippocrate donnait du lait aux phtisiques, et considérait que cet aliment remplaçait tous les autres remèdes. Les médecins, pendant plusieurs siècles, recommandent l'usage du lait dans la phtisie, à l'exemple du grand maître :

> Aux gens que pas-à-pas conduit vers le tombeau
> La phtisie ou la fièvre lente,
> On ordonne le lait de chèvre ou de chameau,
> Ou celui de jument comme chose excellente.

Tel est un des conseils de l'école de Salerne, mis en vers français par un Normand, Bruzen de la Martinière[1]. Tous les ouvrages de médecine du xviii° siècle vantent les bons résultats donnés par le lait dans la guérison de la tuberculose pulmonaire. De toutes les observations publiées à cette époque, relatives à la tuberculose traitée par le lait, nous ne retiendrons que celles dues à un médecin de Rouen des plus illustres, Lepecq de la Clôture, parce que ce médecin appliquait à ses malades tuberculeux la cure de grand air en même temps que le régime lacté. Nous avons déjà montré l'ancienneté du traitement de la tuberculose par l'air pur des campagnes[2] ; nous ne reviendrons pas sur cette question ; mais nous tenons à signaler ce fait que la tuberculose a été traitée par la cure d'air, à Rouen, en 1770. Nous n'avons pas trouvé, dans le cours de nos recherches, des observations de tuberculeux soignés par le grand air, antérieures à celles de Lepecq de la Clôture.

En 1770, Lepecq de la Clôture envoie un phtisique à la campagne « prendre le bon air » ; le malade s'améliore, revient ensuite à la ville où il va moins bien ; « il retourne à sa campagne à la fin de juin, pour y suivre sévèrement la diète laiteuse qui l'a sauvé complètement.[3] » Ce malade ne prit pendant six mois, pour toute nourriture, que du lait de vache. Il ne faut pas s'étonner de voir Lepecq de la Clôture appliquer à la tuberculose la cure du grand air plus d'un siècle avant nous ; il avait déjà, à plusieurs reprises, plaidé la cause du grand air, en particulier dans l'Introduction de son

---

1. L'art de conserver la santé, composé par l'Ecole de Salerne. Traduction nouvelle en vers français, par M. B. L. M. (Bruzen de la Martinière) ; La Haye, 1743, p. 39.

2. Association rouennaise pour la préservation de la tuberculose. La Colonie de santé. — Rapport sur l'exercice 1904, par MM. Hélot et Paul Petit, page 4.

3. Lepecq de la Cloture : Observations sur les maladies épidémiques ; t. I, pp. 336 et 371.

ouvrage sur les *Maladies épidémiques*, dont on peut extraire cette phrase digne d'un hygiéniste moderne : « Le mouvement, l'agitation de l'air, l'action des vents, sont naturellement destinés à dépouiller l'air de ses parties étrangères et nuisibles : mais dans la plus grande partie des cités, ne cherche-t-on pas à se préserver de ces salutaires effets ? On s'enferme dans des habitations échauffées par le feu domestique, au feu des poêles, évitant avec soin d'en renouveler l'air bientôt infecté par les vapeurs de charbon[1]. » Aussi, Lepecq, rapportant dans une autre partie de son ouvrage deux autres observations de tuberculeux guéris après avoir pris du lait « médicinalement », fait remarquer, imbu de l'utilité de l'air pur, que ces deux malades prirent beaucoup d'exercices suivant ses conseils. Dans un cas, il s'agit d'un négociant de Rouen, atteint de tuberculose, auquel le lait de vache rendit l'appétit et l'embonpoint ; le malade ayant eu une rechute, consulta à Paris ; on lui fit continuer le traitement du médecin de Rouen, c'est-à-dire la diète laiteuse. L'autre observation concerne une tuberculose au début ; le régime lacté fut ordonné, le malade engraissa et guérit[2].

Les médecins de Rouen qui examinèrent l'enfant pour lequel ils signèrent la consultation précédente ne conseillent pas d'envoyer leur petite malade à la campagne. S'ils ne suivent pas, en cela, l'exemple de leur confrère rouennais Lepecq de la Clôture, comme lui ils ne font pas usage de médicaments, car on ne peut considérer les quelques feuilles de saponaire, et les quinze ou vingt cloportes, sur lesquels ils conseillent de jeter du lait bouillant, comme un médicament très actif.

A l'occasion de la consultation de Leschevin, Pillore et Sciaux, nous avons été heureux de signaler à nouveau l'ancienneté de la cure d'air ; autrefois les médecins n'envoyaient pas systématiquement les tuberculeux à la campagne ; ils leur conseillaient seulement de prendre l'air, et leurs malades s'en trouvaient bien. Il nous paraît également curieux de constater que le lait, comme traitement de la tuberculose, n'a pas été complètement abandonné. Il a été conseillé il y a quarante ans environ[3]. Dernièrement encore,

---

1. LEPECQ DE LA CLOTURE : Collection d'observations sur les maladies et constitutions épidémiques. Introduction, p. 30.

2. *Id.*, tome Ier, pages 373 et 375.

3. De la médication lacto-chlorurée dans les affections de poitrine. (*Union médicale*, 1860.)

M. Toulouse, à la Société de Thérapeutique, indiquait la suralimentation sucrée pour combattre l'amaigrissement, et il semble de ses observations que c'est avec le régime lacté à trois litres par jour que le sucre a l'action la plus intense et qu'il faut engraisser davantage les tuberculeux.

Au XVIII° siècle, quelques médecins considéraient la vie en plein air, et le lait principalement, comme le moyen le plus certain « de prévenir l'inflammation et la suppuration du tubercule des poumons.² » Au début du XX° siècle, quelques médecins considèrent la vie en plein air et le lait sucré comme le moyen le plus certain de lutter contre l'infection tuberculeuse. On peut donc rappeler, à cette occasion, ce que Guy de Chauline écrivait, il y a quelque cent ans : « Je m'esbahis d'une chose, c'est que les médecins se suivent comme les grues, car l'un dit toujours ce que l'autre a dit. » Ce n'est peut-être pas toujours vrai.

R. HÉLOT.

---

1. CULLEN : Eléments de Médecine pratique ; traduits par Bosquillon. T. II, pp. 83 et 84.

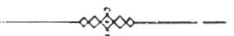

Fac-simile des signatures de Fontenelle et de Sonnes.

Contrat de vente de la maison de Pierre Corneille à Dominique Sonnes, chirurgien à Rouen, 10 novembre 1683.
(Archives départementales de la Seine-Inférieure)

XVIII

LES CORNEILLE ET LA MÉDECINE

Les notices sur Pierre et Thomas Corneille et les dissertations relatives à leurs œuvres publiées depuis le xviie siècle sont si nombreuses que, si on veut écrire quelque chose sur ces deux grands poètes tragiques, il est difficile de ne pas tomber dans des redites. La seule prétention de ce travail, c'est de réunir en quelques pages ce qui ne paraît pas avoir été fait jusqu'à ce jour, les notes éparses dans les diverses biographies des Corneille touchant leur santé et leurs relations médicales, et de signaler dans leurs œuvres les principaux passages concernant la médecine et les médecins. Cette étude donnera un aperçu de la médecine au siècle de Louis XIV et conduira à la recherche des principaux inspirateurs des deux frères quand ils se sont occupés de médecine.

I.

La vie des Corneille au point de vue médical.

On possède relativement peu de renseignements très précis sur la vie de Pierre et de Thomas Corneille, pour deux raisons principales. D'abord parce qu'on ne connaît de l'un et de l'autre qu'une très petite partie de leur correspondance. Leurs lettres auraient permis de faire une biographie exacte de ces personnages. Ne sont-elles pas souvent une véritable autobiographie ? Le second motif auquel la vie intime des deux Corneille doit d'être restée ignorée en grande partie, c'est que leur neveu Fontenelle, qui aurait pu fournir des détails nombreux et pleins d'intérêt sur leur vie, a pensé que c'était inutile. Il écrit, en effet, en tête de la vie de son oncle Pierre : « La vie de M. Corneille, comme particulier, n'a rien d'assez important pour mériter être écrite et à le regarder comme un auteur illustre ;

sa vie est proprement l'histoire de ses ouvrages[1]. » Par un contraste bizarre, Lecat, qui fut chargé comme secrétaire de l'Académie de Rouen de faire l'éloge de Fontenelle, ne partageait pas les idées de ce dernier sur l'inutilité de rapporter l'histoire de la vie d'un grand homme, car il écrit le 14 février 1757 une lettre à M. Le Bouyer de Saint-Gervais, à Mortagne, parent de Fontenelle et possesseur des titres de famille, pour lui demander de lui apprendre des anecdotes sur la famille de ce littérateur et sur sa personne même[2].

La plus grande partie des détails publiés sur Corneille sont dus à des mémoires du xviie siècle ou à des découvertes successives dans les anciennes archives ; beaucoup de points de leur existence sont encore obscurs ; il ne faut donc pas s'étonner du petit nombre de documents connus relatifs à leur santé. On peut espérer qu'un jour ou l'autre un bibliophile heureux viendra compléter leur biographie sur un ou plusieurs points ignorés.

On ne sait rien de la santé de Pierre Corneille pendant son enfance et son adolescence. Quelques auteurs prétendent que Corneille père acheta la propriété de Petit-Couronne en 1608 pour éloigner sa famille de Rouen où régnait une épidémie de rougeole, et qu'il y envoya sa femme et ses enfants les années suivantes pendant plusieurs mois pour les préserver de la peste[3]. Bouquet a prouvé par ses savantes recherches que le père de Corneille ne prit cette propriété que pour régler des affaires de famille ; ce qui n'empêche pas de croire qu'il y ait envoyé ses enfants dans un but de préservation. La première maladie de Corneille, signalée par ses biographes, fut des plus sérieuses ; elle se déclara la nuit même qui suivit son mariage en 1640. Il fut si malade que le bruit de sa mort se répandit à Paris, et que Ménage écrivit une poésie latine sur sa mort intitulée : *Epicidium Petri Cornelii, poetæ tragici*[4].

Il aurait été difficile de faire le diagnostic rétrospectif d'une affection dont on n'a rapporté aucun symptôme ; une maladie si brusque aurait pu faire penser à une intoxication alimentaire ; le festin de la veille avait dû être magnifique, et le jeune marié fit sans doute honneur à la cuisine compliquée et malsaine habituelle à cette époque. Mais Ménage nous a renseigné sur la maladie de

---

1. Fontenelle : *Vie de Corneille*.
2. Lettre de Lecat à M. Le Bouyer de Saint-Gervais. (Collection de l'auteur.)
3. Oursel : *Biographie normande*. — Gosselin : *Revue de la Normandie*, 1864.
4. Fontenelle : *Vie de Corneille*.

Corneille dans ses *Miscellanea* qu'il fit imprimer en 1652 ; sa pièce, en vers latins, y est reproduite, et il la fait précéder de la note suivante dont Taschereau a donné la traduction : « J'ai composé ces vers lorsqu'on annonça que Corneille était mort de péripneumonie le jour même de son mariage... ». Quelques années plus tard, en 1660, Cotin, dans sa *Ménagerie*, satire contre Ménage, dit que ce dernier fit mourir Corneille pour avoir la satisfaction de donner connaissance au public d'une épitaphe préparée depuis longtemps, attendant la mort d'un homme de lettres illustre pour être imprimée, et il ajoute : « Il le fit mourir de péripneumonie, c'est le grave mot dont Ménage s'est servi ; il pouvait l'appeler plus communément une inflammation du poumon ; mais ces diables de *scavantas* ont ainsi des mots à tuer les gens [1]. » Le bruit de la mort de Pierre Corneille, qui avait donné lieu à cet incident, fut démenti à Paris quelques jours après la publication de la pièce de vers de Ménage par un quatrain intitulé *Cornelius redivivus* qui est attribué au même auteur. Corneille eut donc une pneumonie en 1640 et il dut être traité par le moyen que l'on considérait alors comme le plus rapide et le plus sûr pour guérir cette maladie, « la saignée de la basilique ou médiane du costé malade », qui avait pour but de détourner l'*humeur* du poumon [2]. On peut croire, sans en avoir aucune preuve, que Corneille fut soigné par Jean de Lampérière, médecin à Rouen, devenu son oncle, le jour même où il tomba malade ; s'il n'a pas apporté à son neveu le secours de ses connaissances médicales, il dut certainement, vu les tristes circonstances de la maladie, s'y s'intéresser.

Une dizaine d'années environ après cette pneumonie, en 1653, Pierre Corneille eut une « grosse maladie [3]. » Sa santé chancelante devint de plus en plus mauvaise, et ses médecins jugèrent nécessaire de l'envoyer prendre les eaux de Bourbon, recommandées alors particulièrement aux gens de lettres prédisposés à l'apoplexie par leur travail sédentaire [4]. Il fallait que ce voyage fût jugé indispensable, pour que Corneille se décidât à l'entreprendre ; les communications

---

1. Taschereau : *Histoire de la vie et des ouvrages de P. Corneille*, t. I, p. 240, et *Corneille*, par Mgr Richard, p. 177.

2. *Epitome des préceptes de médecine et de chirurgie*, par P. Pigray ; Rouen, A. Ovyn, 1645.

3. *Carpenteriana*, 1724 ; in-8, p. 284.

4. A. Franklin : *La vie privée d'autrefois ; les médicaments*, p. 185 ; et Reynier : *Thomas Corneille ; sa vie, ses œuvres*, p. 14.

étaient difficiles et les frais nécessités par ce déplacement durent fortement grever son budget déjà très lourd. Il disait à cette époque à Boileau, au sujet de son besoin d'argent : « Je suis saoûl de gloire et affamé d'argent. » Mme de Sévigné, qui était une habituée des eaux de Bourbon, et qui par ses lettres fait connaître le séjour de nombreux personnages dans cette ville d'eaux, ne nous a malheureusement pas signalé le passage de Corneille à Bourbon. Il n'y a pourtant pas de doutes : il y fit une saison au début de l'été de 1654; car il écrivait lui-même au Père Boulart, dans une lettre datée du 10 juin 1656 : « Il y a tantôt deux ans, quand je passai pour aller à Bourbon ... [1] » On a célébré les vertus de ces eaux par ces vers :

> On trouve dans cette fontaine
> La source de la santé,
> Et son eau guérit sans peine
> Le mal dont on est tourmenté.
> Elle ramène
> La jeunesse et la beauté [2].

Ce ne fut pas le cas du grand Corneille; il ne tira pas beaucoup de profit de son voyage à Bourbon. L'année suivante il était encore malade et le bruit de sa mort se répandit pour la seconde fois dans Paris :

> Par je ne sais quels colporteurs
> Un de nos plus fameux conteurs
> Fut occis dès l'autre semaine,
> C'est-à-dire ils prirent la peine
> De crier partout son trépas
> Quoique défunt il ne fut pas [3].

Corneille fit donc, vers 1654, une maladie, dont la convalescence fut longue, entrecoupée de rechutes, et on peut se demander si sa santé se rétablit complètement à la suite de cette affection.

En 1667, pendant le séjour de Corneille à Paris, il se produisit un évènement dans sa famille qui n'a aucun rapport avec sa santé, mais mérite d'être rapporté au point de vue de l'hygiène. Son second fils, ancien page de la duchesse de Nemours, avait été blessé, au siège de Douai, d'un coup de mousquet au talon; on le ramena chez son père sur un brancard garni de paille; cette paille se répandit

---

1. Taschereau, t. II, p. 13 et 14.
2. *Les Eaux de Bourbon*, comédie par Dancourt, Florent et Carton, 1696.
3. *Muse historique*, de Loret; 2 janvier 1655.

devant la porte de sa maison, et Corneille reçut l'ordre de comparaître au Châtelet :

> Pour quelques pailles seulement
> Qu'un trop vigilant commissaire
> Rencontra fortuitement
> Tota devant sa porte cochère[1].

Mais au lieu de condamner le poète à une amende, on lui dit :

> La paille tourne à votre gloire.
> Allez, grand Corneille, il suffit.

Depuis plusieurs années les rues de Paris étaient entretenues avec soin ; c'est particulièrement La Reynie, lieutenant de police, qui améliora l'hygiène de la capitale dont les principales voies n'étaient avant lui qu'un infecte cloaque. Corneille avait déjà signalé dans le *Menteur* les transformations de Paris à cette époque[2].

C'est encore pendant que Corneille habitait Paris[3] qu'il faut placer l'anecdote suivante, racontée par Voisenon dans ses *Anecdotes littéraires*. Les deux Corneille travaillaient dans la même maison, dans deux pièces situées l'une au-dessus de l'autre ; quand Pierre ne trouvait pas une rime, il levait une trappe et la demandait à Thomas qui lui répondait aussitôt. On dit même, mais l'authenticité de cette anecdote n'a pas été démontrée, qu'un jour où Pierre ne cessait de lever la fameuse trappe, il demanda à son frère une rime à *perde* ; Thomas, agacé par ses demandes réitérées, lui répondit sèchement par le mot qui devint célèbre dans la bouche de Cambronne à Waterloo.

Cette anecdote confirme la difficulté de travail du grand Corneille dans les dernières années de sa vie ; il lui arrivait souvent de refaire plusieurs fois le même acte d'une pièce ; le cinquième acte de la tragédie d'*Othon*, en particulier, lui demanda de nombreux efforts. Il y a là un contraste étonnant avec sa facilité de composition antérieure, qui fit écrire à Voltaire, au sujet de la tragédie d'*Horace* : « Corneille fit la scène des Horaces, comme un oiseau fait son nid[4] ». On peut voir, dans cet affaiblissement cérébral, un des symptômes précurseurs de l'affection dont il devait être atteint.

---

1. Bouquet : *Points obscurs de la vie de Corneille*, p. 203, et Franklin : *La vie privée d'autrefois. L'hygiène*, p. 131.
2. Acte II, scène 3.
3. Bouquet a démontré que c'est bien à Paris que les deux frères communiquaient par une trappe.
4. Lettre de Voltaire à Diderot, 20 août 1752.

Après *Suréna*, qui fut joué en 1675, Corneille renonça tout à fait au théâtre, pour ne plus penser, écrit l'abbé d'Olivet, qu'à mourir chrétiennement[1]. C'est à cette époque que le grand poète disait à Chevreau : « J'ai pris congé du théâtre et ma poésie s'en est allée avec mes dents.[2] »

En 1676, Corneille disait à Louis XIV :

> Pour bien écrire encore j'ai trop longtemps écrit,
> Et les rides du front passent jusqu'à l'esprit ;

puis, plus tard, à l'occasion du mariage du Dauphin :

> Quel supplice pour moi, que l'âge a tout usé,
> De n'avoir à t'offrir qu'un esprit épuisé.

Dès l'année 1681, quatre ans avant sa mort, Corneille commença à perdre ses forces de jour en jour. Le 5 octobre, La Monnoye écrivait à l'abbé Nicaise : « Corneille se meurt ». Cependant son état n'était pas encore assez grave pour l'empêcher de sortir, et parfois, il se rendait à l'Académie[3].

Trublet, dans ses *Mémoires sur M. de Fontenelle*, raconte l'anecdote suivante, qui se rattache aux dernières années de la vie du grand homme : « M. de Fontenelle, dit-il, m'a conté que, parlant un jour à Mme de Marsilly, fille de Thomas Corneille, de l'affaiblissement de leur oncle commun, et s'étant servi du mot *radoter*, elle avait trouvé fort mauvais un pareil terme à l'égard d'un pareil oncle et s'en était fâchée sérieusement. M. de Fontenelle trouva plaisante la colère de sa cousine, et il lui en sut pourtant gré[4]. « Fontenelle, dit ailleurs, plus respectueusement, dans la *Vie de Corneille* : « La dernière année de sa vie, l'esprit du grand Corneille se ressentit beaucoup d'avoir tant produit et si longtemps[5]. » Et l'abbé d'Olivet confirme cette opinion, en disant que, la dernière année de sa vie, Corneille ne fut pas en état de penser à la mort[6]. Corneille mourut le 1er octobre 1684 à l'âge de soixante-dix-huit ans. Ses contemporains se sont abstenus de donner des détails sur sa dernière maladie.

---

1. *Vie de M. Corneille*, dans l'*Histoire de l'Académie française*, par l'abbé d'Olivet, t. II, p. 196

2. Chevreana : *Tableau historique de l'esprit et du caractère des littérateurs français*, t. II, p. 62.

3. Reynier, p. 66.

4. *Mémoires pour servir à l'histoire de la vie et des ouvrages de M. de Fontenelle*, par l'abbé Trublet, p. 86.

5. *Œuvres complètes*, 1742, p. 120.

6. *Vie de Corneille*, p. 196.

Ces quelques notes sur la santé de Pierre Corneille, très incomplètes et peu précises, montrent qu'à partir de l'année 1652 jusqu'à sa mort, ce grand homme ne cessa guère d'être malade. On peut émettre l'opinion que son séjour aux eaux de Bourbon fut nécessité par une menace de congestion cérébrale. L'affaiblissement de son intelligence dans les dernières années de sa vie permet de croire qu'il mourut des suites d'un affection cérébrale. Au XVIIe siècle, on n'a pas voulu, au moment de sa mort, soulever le voile qui nous cache sa dernière maladie ; peut-être a-t-on craint à tort de diminuer ce grand nom ; mais Corneille serait mort de ramollissement cérébral ou de paralysie générale qu'il n'en resterait pas moins le grand Corneille et le père de la tragédie française[1].

1. Pierre Corneille est un génie et on peut se demander, poursuivant cette étude pathologique, s'il n'existe pas un rapport entre l'apparition de son génie et son affection cérébrale ? On répondra oui, si on admet les théories de Lombroso sur l'homme de génie. Ce savant a signalé, en effet, la fréquence des anomalies de l'organe même des hommes de génie qui est la source de leur gloire. Aristote avait également dit que l'on observe souvent des accès de congestion de la tête *chez les hommes illustres de la poésie.*

Le grand Corneille n'eut pas une vie hygiénique ; il prenait peu d'exercice et devait être sujet à des congestions comme toutes les personnes qui se livrent sans mesure aux travaux de l'esprit ; son voyage à Bourbon permet de supposer qu'il eut plusieurs menaces de congestion cérébrale. L'apogée de Corneille coïnciderait à une période congestive du cerveau. C'est celle qui précéda son séjour aux eaux ; la période de décadence serait celle des lésions cérébrales. Signalons ces rapports : l'absence de diagnostics précis sur les maladies de Corneille ne nous permet pas d'insister davantage.

D'autres renseignements plus précis sur Corneille viennent également confirmer les idées de Lombroso sur l'homme de génie : Cet illustre poète présente, en effet, une infériorité notoire de quelques fonctions psychiques, et, comme tous les génies, il a des lacunes. Il parlait difficilement : La Bruyère dit qu'il était d'une conversation ennuyeuse : « Il prend un mot pour un autre et il ne juge de la beauté de ses pièces que par l'argent qui lui en revient. Il ne sait pas les réciter, ni lire son écriture ». Boisrobert disait également qu'il *barbouillait* en lisant. Corneille lui-même se rendait bien compte de son défaut de prononciation, et il le signale ainsi dans un portrait en vers qu'il a tracé de lui :

« ..... l'on peut rarement m'écouter sans ennui,
Que quand je me produis par la bouche d'autrui. »

Comme beaucoup d'hommes de génie, Corneille était mélancolique, tous ses contemporains, qui ont laissé un portrait de lui, sont d'accord pour dire qu'il était triste et difficile à dérider. On peut dire aussi que Corneille a totalement manqué d'aptitudes à la vie pratique. Il ne s'occupait pas lui-même de ses intérêts ; méprisait l'argent dont il avait grand besoin ; dans son intérieur même, il paraît avoir négligé de s'occuper d'affaires où la présence du chef de la famille est indispensable ; absorbé par ses travaux, il prit peu de part à la direction de sa famille.

Défauts de prononciation, mélancolie et absence d'aptitudes à la vie pratique, voilà les trois lacunes du génie de Corneille.

La carrière de Thomas Corneille, contrairement à celle de son frère, se passe sans maladies ; il eut, disent ses biographes, pendant toute sa vie, une santé égale et robuste, malgré son application continuelle au travail. En 1699, Corneille de Lisle commença à constater nettement un affaiblissement de sa vue ; il était âgé alors de 74 ans. Six ans plus tard, en 1705, il est nommé vétéran de l'Académie des Inscriptions, parce qu'il ne pouvait suffire à sa tâche, à cause de « sa vue si faible qu'il ne lui en reste pas même assez pour se conduire [1]. »

D'autres infirmités succédèrent, dit-on, à la perte de la vue, et il se retira aux Andelys, où il mourut à l'âge de 84 ans, le 8 décembre 1709. Il est possible, étant donné son âge, que l'affection oculaire de Thomas Corneille ait été la cataracte.

Si l'on compare la santé des deux frères avec leurs productions théâtrales, on voit que Thomas a produit toute sa vie, pendant laquelle sa santé a toujours été égale, des œuvres d'une valeur à peu près égale. La vie de Pierre, au contraire, se divise en deux périodes, si on fait abstraction de ses premiers essais : une période dans laquelle il s'élève comme auteur tragique aussi haut que possible, dans *Le Cid, Horace, Cinna, Polyeucte* : c'est avant son voyage à Bourbon, puis une période de décadence, pendant laquelle sa santé est toujours chancelante ; on sent dans ses dernières œuvres que l'esprit du grand Corneille s'affaiblit et s'éteint peu à peu : ce sont deux de ses dernières tragédies qui ont inspiré à Boileau le célèbre épigramme :

Après l'*Agésilas*,
Hélas !
Mais après l'*Attila*,
Holà !

On s'est souvent étonné de la courte durée du génie de Corneille et de sa décadence brusque avant sa vieillesse. Voltaire en a donné l'explication par un trait plaisant : un lutin lui aurait inspiré les plus beaux endroits et l'aurait abandonné dans les mauvais. Cet inspirateur n'a peut-être pas été un lutin, mais une déesse, Hygie, la déesse de la santé [2].

1. REYNIER, p. 108.
2. A propos de la vie médicale de Pierre Corneille, on peut rappeler ce que disait un grand médecin du xviiie siècle, Van Swieten, de la santé des gens de lettres : « Les gens de lettres, qui mènent une vie sédentaire, et qui pâlissent sur leurs livres, sont souvent exposés à une apoplexie qui dépend de cette cause et qui ne vient qu'à pas ents et comme par degrés. D'abord ils deviennent languissants, ils aiment le

II.

Relations médicales des Corneille.

Par leurs femmes, Pierre et Thomas Corneille appartiennent au monde médical du xviie siècle. On raconte, sur le mariage de l'aîné des deux frères, l'anecdote suivante, qui a été mise en doute principalement par Bouquet, le savant biographe de Corneille. Un matin, Pierre Corneille se présente, plus triste et rêveur que de coutume, chez le cardinal de Richelieu, qui, au dire de Fontenelle, auteur de cette anecdote, était son protecteur comme ministre, mais son ennemi comme poète. Celui-ci lui demanda la cause de sa préoccupation. Corneille lui répondit qu'il était amoureux de la fille du *Lieutenant particulier du bailli de Gisors au siège d'Andely*, nommé de Lampérière, et que le père ne voulait pas donner son consentement à ce mariage. Richelieu fit venir Lampérière à Paris. Il y arriva tout tremblant de cet ordre et fut heureux, dit-on, d'en être quitte en donnant sa fille Marie à celui que Guy Patin appelait « un illustre faiseur de comédies ». C'est peut-être en faisant allusion à cet évènement que Corneille a écrit plus tard :

> Qu'on parle mal ou bien du fameux Cardinal,
> Ma prose ni mes vers n'en diront jamais rien :
> Il m'a fait trop de bien pour en dire du mal,
> Il m'a fait trop de mal pour en dire du bien

Son mariage eut lieu en 1640. Mathieu de Lampérière ne dut pas se repentir d'avoir cédé au désir du Cardinal, puisqu'il donna en mariage, dix ans plus tard, sa fille Marguerite au frère de son gendre, à Thomas Corneille.

Mathieu de Lampérière, le beau-père des Corneille qui, à l'époque du mariage de ses filles, avait un office de juridiction aux Andelys, avait exercé la profession de médecin. Il avait soutenu sa thèse à Paris, et avait été médecin du prince de Conti. Il avait lui-même

---

repos et l'indolence ; leur esprit s'émousse ; leur mémoire s'affaiblit et chancèle ; ils deviennent ensuite pesants, assoupis, stupides, et souvent ils restent longtemps dans cet état avant que de mourir. J'ai vu, avec une extrême pitié, des savants du premier ordre, et qui avaient rendu de grands services à la littérature, se survivre à eux-mêmes plus d'une année, oublier tout, et mourir enfin d'apoplexie. » Cité dans : *De la santé des gens de lettres*, par M. Tissot, 1772, page 48.

pour frère Jean de Lampérière, conseiller médecin ordinaire du roi ; il exerçait à Rouen, et devint, par le mariage de ses nièces, oncle des Corneille. C'est lui qui, dans l'affaire de la possession des religieuses de Louviers, affirma que les religieuses étaient possédées et qui reconnut la marque des sorciers chez Thomas Roullé, vicaire au Mesnil-Jourdain, accusé d'avoir perverti les mœurs des religieuses et d'être la cause de leur possession. Ce nom de Jean de Lampérière est encore tristement célèbre par ses querelles avec un de ses collègues de Rouen, David Jouyse, à l'occasion de la peste de 1622, auquel il reprochait de lui *charlataner* ses malades. On peut dire que le nom de Lampérière est plus connu pour l'affaire de Louviers et pour ses querelles médicales que pour ses ouvrages médicaux qui ne sont pas pourtant sans intérêt [1].

Les Corneille étaient également alliés à un médecin de Nemours, nommé Dubé ; Pierre fit chez lui un séjour en août 1649 [2].

Les deux Corneille eurent encore des rapports avec un chirurgien de Rouen, Dominique Sonnes. A la fin de l'année 1683, Pierre vendit à ce dernier, par l'intermédiaire de Fontenelle, sa maison de la rue de la Pie, qui était louée à un médecin nommé Jean Costil, depuis le 31 août 1683. Trois ans après, Thomas vendait au même chirurgien, et par le même intermédiaire, sa maison de la rue de la Pie, voisine de celle de son frère [3].

Sonnes et Costil, ces deux noms ne nous ont été conservés que par association à celui de Corneille [4].

---

1. *Traité de la peste, de ses causes et de sa cure. Avec les moyens de s'en préserver et les controverses à ce sujet* ; Rouen, David du Petit Val, 1620 ; et *L'ombre de Nécrophore vivant chartier de l'Hôtel-Dieu au sieur Jouyse, médecin-déserteur de la peste, sur la sagesse de sa cabale et autres grippes de son exament*; Rouen David Ferrand, 1622

2. *Notice biographique sur Pierre Corneille. Œuvres de Corneille.* Edition de Marty-Laveaux, t. I, p. xxxvi.

3. Ballin : *Maison et généalogie de Corneille.* (*Revue de Rouen*, 1833.)

4. Jean Costil, médecin, est cité dans un acte de tabellionage de Rouen du 20 octobre 1674 ; dans un autre acte du 13 décembre 1682, on voit qu'il avait son domicile rue aux Oues. Dominique Sonnes, chirurgien, était originaire du Midi : il fut garde de la Communauté des chirurgiens avec Jacques Lambert : il devient chirurgien attitré des Jacobins, ses voisins, et fit une fondation de messe à l'église de leur monastère en 1699 ; il mourut, place du Vieux-Marché, le 19 décembre 1703. M. de Beaurepaire, qui nous a communiqué ces notes, ne pense pas que Sonnes ait habité la maison de Corneille.

III.

La médecine dans les tragédies des Corneille.
Les empoisonnements ; l'épistaxis d'Attila.

Les tragédies du XVIIe siècle présentent très peu d'intérêt au point de vue médical. Les dramaturges de cette époque et, avec eux, les Corneille, s'abstiennent de mettre des malades sur la scène. Pierre Corneille avait dit dans son *Second discours de la tragédie* : « Il est bon de cacher la mort à la vue et de la faire savoir par un récit qui frappe moins le spectateur. » Les deux Corneille ont suivi exactement ce précepte dans leurs œuvres ; ils ont même été plus loin ; connaissant le raffinement extrême du public de l'époque, ils ont évité de présenter leurs héros ou un de leurs personnages affligés d'une maladie, dans la crainte de déplaire à ceux auxquels ils adressaient leurs œuvres.

En parcourant les tragédies de tout ce siècle, on n'en trouve que deux ayant quelques rapports avec la médecine, et encore il y est question plutôt d'un acte physiologique que d'une maladie ; ce sont : la tragédie de *Clotilde*, de Jean Prévost (1614), et celle de *Cyrus triomphant ou la fureur d'Astiage*, due à Pierre Mainfray (1618), dans lesquelles on parle de grossesse et d'accouchement [1].

Les Corneille font de leurs personnages des héros et peignent « les hommes comme ils devraient être », non seulement moralement, mais aussi physiquement : leurs héros sont d'une nature supérieure, et si chez beaucoup les basses passions n'ont pas prise, chez tous la maladie ne joue aucun rôle, ils ne sentent même pas la fatigue physique ; à ce point de vue encore les œuvres des Corneille manquent de réalité. Le théâtre du XVIIe siècle contraste ainsi avec le théâtre moderne dans lequel on sent l'action modificatrice de la maladie sur le caractère, influence du physique sur le moral qui a été parfois exagérée.

Si l'on recherche dans les œuvres des Corneille ce qui touche à la médecine, l'intérêt est surtout dans la mort des personnages. Plusieurs meurent empoisonnés, manifestant des symptômes quelconques, et non ceux provoqués par le poison.

Dans *Rodogune*, par exemple, Cléopâtre, reine de Syrie, s'empoisonne, et Rodogune fait remarquer à Antiochus les changements qui se produisent dans l'état de sa mère :

---

1. Voir, à ce sujet : *Médecins au théâtre*. (WITKOWSKI.)

> Seigneur, voyez ces yeux,
> Déjà tout égarés, troubles et furieux,
> Cette affreuse sueur qui court sur son visage.
> Cette gorge qui s'enfle......[1].

Sinorix, dans *Gamma*, éprouve à peu près les mêmes signes d'empoisonnement :

> Ses yeux sont égarés, son visage s'enflamme ;
> Et, soudain, sous l'effort d'un accès différent,
> Une froide sueur le rend pâle et mourant[2].

L'empereur Commode s'écrie en mourant :

> Mais Dieu ! Quel accident tout à coup me menace ?
> Quelle maligne humeur me fait sentir sa glace ?
> Elle saisit mon cœur ; en vain il la combat.
> Ma force m'abandonne et ma vigueur s'abat[3].

Chez ces trois empoisonnés, il n'y a aucun symptôme caractéristique de l'empoisonnement : il faut constater aussi, qu'en général, les personnages empoisonnés ne s'en aperçoivent pas pendant un certain temps ; ils s'occupent de leurs affaires, ils parlent comme s'il n'éprouvaient rien ; et ils meurent tout d'un coup en quelques secondes. C'est ce qui a lieu en particulier dans *Gamma*, de Pierre Corneille, ainsi que dans *La mort d'Annibal* et *La mort de l'empereur Commode* de Thomas Corneille.

Si l'on compare la description de l'empoisonnement de Britannicus à celle des empoisonnements dans les Corneille, on voit que Racine a été beaucoup plus réaliste que les deux frères. Narcisse remet une coupe empoisonnée à Britannicus :

> Mais ses lèvres à peine en ont touché les bords,
> Le fer ne produit point de si puissants efforts,
> ...... ; la lumière à ses yeux est ravie ;
> Il tombe sur son lit sans chaleur et sans vie[4].

On peut faire, à ce sujet, un rapprochement curieux ; *Britannicus* fut joué en 1669, et l'année précédente, Racine avait perdu sa maîtresse Thérèse Du Parc, dont le talent et la beauté avait été remarqués par les deux Corneille ; il fut accusé plus tard de l'avoir empoisonnée. L'innocence de Racine est aujourd'hui démontrée : mais on peut

---

1. Pierre Corneille, acte V, scène IV.
2. Thomas Corneille, acte V, scène VI.
3. *Id.* acte V, scène IV.
4. *Id.* acte V, scène V.

croire que l'heureux rival des Corneille a été mieux instruit qu'eux des effets des poisons; la description précédente, plus vraie que toutes celles des Corneille, vient à l'appui de cette opinion [1].

Les deux déesses empoisonneuses de l'antiquité ont été mises à la scène par les deux Corneille ; les succès de Médée, de Pierre, et de Circé, de Thomas, sont dus en partie à la passion du public du xviie siècle pour la magie. Les deux frères nous les ont fait voir préparant des poisons :

> Circé doit préparer un charme d'importance,
> Puisqu'en cette montagne, elle a voulu chercher
> Les herbes qu'elle-même vient d'arracher
>   Et dont l'entière connaissance
> Est un secret qu'elle aime à nous cacher [2].

En tête du quatrième acte de *Médée*, Pierre Corneille nous représente la déesse dans sa grotte magique entourée de serpents, suivant la tradition mythologique, et montrant à ses confidents les poisons qu'elle prépare :

> Ces herbes ne sont pas d'une vertu commune ;
> Moi-même en les cueillant, je fis pâlir la lune,
> Quand, les cheveux flottants, le bras et le pied nu,
> J'en dépouillai jadis un climat inconnu.
> Vois mille autres venins : cette liqueur épaisse
> Mêle du sang de l'hydre avec celui de Nesse ;
> Python eut cette langue ; et ce plumage noir
> Est celui qu'une harpie, en fuyant, laissa choir ;
> . . . .
> Enfin, tu ne vois là, poudres, racines, eaux,
> Dont le pouvoir mortel n'ouvrit mille tombeaux [3].

Elle empoisonne alors la fameuse robe qu'elle fait porter à sa rivale : c'est dès que Créuse l'a revêtue

> Qu'elle sent aussitôt une ardeur qui la tue :
> Un feu subtil s'allume.........
> Ce feu saisit le roi ; ce prince en un moment
> Se trouve enveloppé du même embrasement.
> . . . .

---

1. Voir : Racine a-t-il empoisonné la Du Parc? dans *Poisons et sortilèges* de CABANÈS et NASS, série II, p. 122.
2. Acte I, scène v.
3. Acte IV, scène i.

> La flamme disparaît, mais l'ardeur leur demeure ;
> Et leurs habits charmés, malgré nos vains efforts,
> Sont des brasiers secrets attachés à leurs corps ;
> Qui veut les dépouiller, lui-même les déchire,
> Et ce nouveau secours est un nouveau martyre[1].

Et Créuse, que l'on veut secourir, s'écrie :

> Le poison à mon corps unit mes vêtements ;
> Et ma peau, qu'avec eux votre secours m'arrache,
> Pour suivre votre main de mes os se détache[2].

La légende de la robe imprégnée de poison aurait été difficile à mettre au théâtre en accord avec les données de la science des poisons du xviie siècle; la contagion du poison de la fille au père est difficile à expliquer. Corneille a suivi la légende, sans se préoccuper de la possibilité des phénomènes qu'il décrit. Il aurait pu se renseigner et connaître les effets des vêtements empoisonnés dont on se servait quelquefois, à cette époque, dans un but criminel; on mettait de l'arsenic dans les vêtements de la personne dont on voulait se défaire; l'arsenic produisait des ulcérations de la peau, et par cette plaie le poison était absorbé rapidement[3]. Dans cet empoisonnement comme dans les autres, Corneille a sacrifié la science à l'effet théâtral et à une des règles de la tragédie à cette époque : celle de ne pas effrayer le public.

Pierre Corneille a été plus près de la vérité dans la description qu'il donne de la mort d'Attila :

> A peine sortions-nous, pleins de trouble et d'horreur,
> Qu'Attila recommence à saigner de fureur,
> Mais avec abondance ; et le sang qui bouillonne
> Forme un si gros torrent, que lui-même il s'étonne.
> Tout surpris qu'il en est : « s'il ne veut s'arrêter,
> « dit-il, on me paiera ce qu'il m'en va coûter. »
> Il demeure, à ces mots, sans parole, sans force;
> Tous ses sens d'avec lui font un soudain divorce.
> Sa gorge enfle, et du sang dont le cours s'épaissit
> Le passage se ferme, ou du moins s'étrécit.
> De ce sang renfermé la vapeur en furie
> Semble avoir étouffé sa colère et sa vie[4].

---

1. Acte V, scène i.
2. Acte V, scène iii.
3. Cabanes et Nases : *Poisons et sortilèges*, série II, p. 195.
4. Acte V, scène vi.

Et Attila meurt à la suite de cette hémorragie nasale. Dans l'avis au lecteur qui précède la tragédie d'*Attila*, Corneille s'exprime ainsi sur la mort de ce grand conquérant : « Les auteurs rapportent qu'il avait coutume de saigner du nez, et que les vapeurs du vin et des viandes dont il se chargea fermèrent le passage à ce sang qui, après l'avoir étouffé, sortit avec violence par tous les conduits. Je les ai suivis sur la manière de sa mort ; mais j'ai cru plus à propos d'en attribuer la cause à un excès de colère qu'à un excès d'intempérance ».

On peut attribuer les épistaxis répétées auxquelles était sujet Attila à une affection viscérale des reins ou du foie particulièrement. On connaît les excès auxquels il se livra ; l'abus des boissons en particulier avait pu déterminer une affection d'un de ces organes.

Il mourut d'une syncope, et Corneille explique la cause de l'arrêt de l'hémorragie par l'épaississement du sang, opinion admise par les médecins à l'époque où il composa cette tragédie.

On trouve dans une tragédie de Pierre Corneille les traces d'une croyance populaire relative à l'allaitement. C'est dans la tragédie d'*Héraclius* ; Boileau l'appelait un logogriphe, et on en a dit, en plaisantant, que Corneille lui-même « n'y entendit rien », quand il la revit quelques années après l'avoir composée. Léontine, qui a nourri le fils de Phocas, empereur d'Orient, s'écrie :

> C'est du fils d'un tyran que j'ai fait ce héros ;
> Tant ce qu'il a reçu d'heureuse nourriture
> Dompte ce mauvais sang qu'il eut de la nature ! [1]

Il y a encore aujourd'hui des personnes qui croient qu'au point de vue moral les qualités et les défauts de la nourrice passent à l'enfant par l'intermédiaire du lait.

A la tragédie du *Cid*, qui n'a rien de médical, se rattache un accident qui présente quelque intérêt. Baron, un assez bon acteur qui remplissait dans cette tragédie le rôle de Don Diègue, en poussant avec le pied son épée que le Comte lui avait fait tomber, se piqua à la pointe. Il ne fit pas attention à cette plaie, et au bout de quelques jours, il avait de la gangrène du pied. On voulut faire l'amputation, mais il répondit qu'il aimait mieux mourir que de souffrir cette opération, ajoutant qu'un roi de théâtre se ferait huer avec une jambe de bois. Il mourut quelques jours après [2].

---

1. Acte IV, scène IV.
2. *Petite bibliothèque des théâtres* : Fragments et anecdotes sur le *Cid*.

Un autre fait médical se rapporte encore aux représentations du *Cid*. Un des plus célèbres acteurs du temps, qui fit dit-on en partie le succès de cette pièce par son talent, fut frappé d'apoplexie, en 1637, quelques mois après les premières représentations ; il conserva à la suite de cette affection « une paralysie de la langue et du bras droit » qui lui fit abandonner le théâtre[1].

Tels sont les quelques rapports entre la médecine et les tragédies des Corneille. Il est assez curieux de constater que dans une de ses tragédies, *Antiochus*, Thomas Corneille a supprimé le rôle du médecin Eraristrate auquel, d'après l'histoire, Anthiocus dut son mariage, Eraristrate ayant découvert son amour par l'agitation de son pouls. Ce rôle eût été assez difficile à mettre sur la scène ; si Corneille, avait fait agir et parler ce médecin, comme au xvii° siècle, sa tragédie serait presque devenue une comédie.

IV.

Les médicaments et les charlatans dans les comédies des Corneille.

LA DEVINERESSE

Les Corneille n'ont pas écrit de comédies médicales proprement dites ; leurs comédies présentent cependant plus d'intérêt que leurs tragédies, au point de vue médical, parce qu'ils y signalent l'emploi de quelques médicaments et des habitudes médicales de leur temps ; elles nous montrent également que le nombre des charlatans au xvii° siècle était considérable.

Dans *Le Menteur*, Dorante raconte à son valet qu'il a laissé Alcippe pour mort après s'être battu en duel avec lui ; mais au même moment Alcippe apparaît très bien portant ; le valet de Dorante s'étonne de cette résurrection, et son maître lui répond :

> Alcippe te surprend, sa guérison t'étonne :
> L'état où je le mis était fort périlleux ;
> Mais il est à présent des secrets merveilleux.
> Ne t'a-t-on pas parlé d'une source de vie,
> Que nomment nos guerriers *poudre de sympathie* ?
> On en voit tous les jours les effets étonnans.

. . . .

---
1. BOUQUET : *Points obscurs de la vie de Corneille*, p. 76.

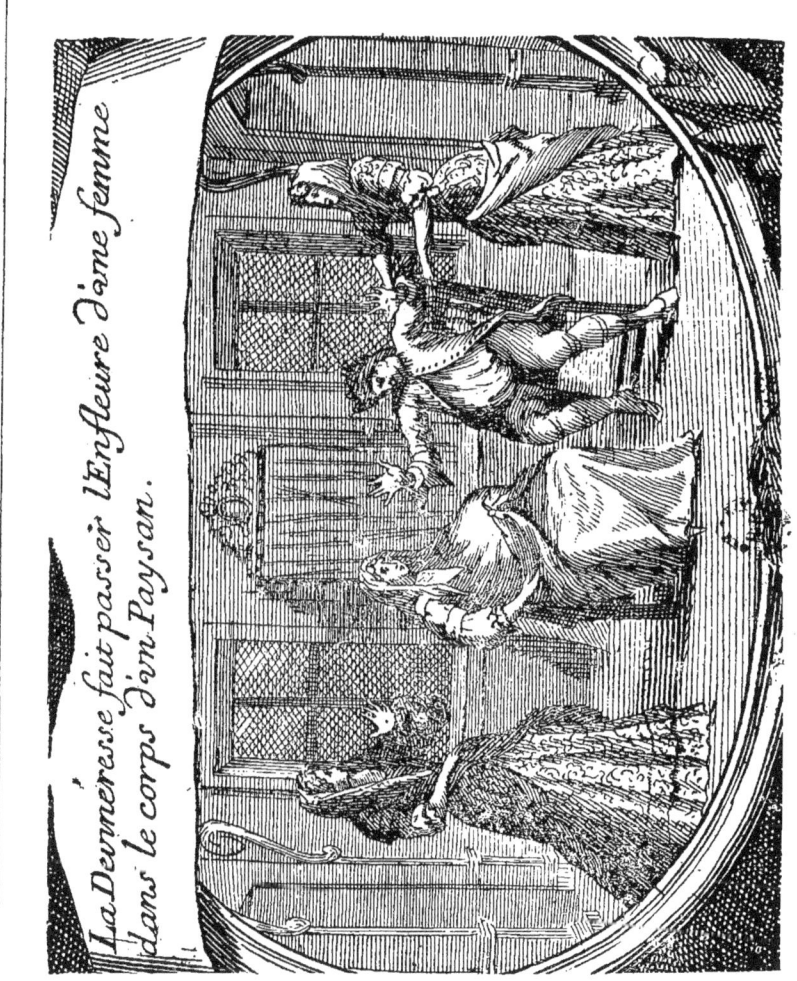

ALMANACH DE LA DEVINERESSE — 1680

Guérison de la femme hydropique.

. . . . . Cliton, j'en sais une
Qui rappelle si tôt des portes du trépas,
Qu'en moins d'une heure ou deux on ne s'en souvient pas. [1]

La *Poudre de sympathie* était, quand Corneille écrivait ces vers, une nouveauté thérapeutique, elle venait d'être introduite d'Angleterre en France. Pour le public, elle avait la valeur inestimable de permettre au malade de se guérir sans médecin, ni chirurgien. On se procurait un linge ayant touché la blessure à guérir; on couvrait le sang ou le pus qui s'y trouvait avec la fameuse poudre, « ce qui étant réitéré cinq ou six jours de suite, les parties divisées se rejoignent, la plaie se referme, et le blessé se trouve sain, quand même il serait éloigné de plus de mille lieues du linge où est appliquée la poudre [2]. »

Les résultats obtenus par l'emploi de cette poudre paraissent d'autant plus merveilleux que la manière de la préparer était fort simple : « On prend du vitriol, on l'expose au soleil pendant la canicule, et étant regardé amoureusement et arrosé de cette source de lumière, il s'altère doucement, il se dessèche, il se calcine, il se blanchit, et voilà tout le mystère de notre poudre merveilleuse [3]. »

On chercha à expliquer l'action de cette poudre extraordinaire, et on finit par trouver que la *poudre de sympathie agissait par sympathie* [4].

Comme Pierre Corneille, plusieurs auteurs du xviie siècle signalèrent dans leurs ouvrages la *poudre de sympathie* : Furetière, dans le *Roman bourgeois*; Molière, dans l'*Amour médecin*; puis, plus tard, Mme de Sévigné, qui la considérait comme un remède divin.

Pendant quarante ans cette poudre eut une grande réputation, et c'est un Rouennais de naissance qui osa, le premier, exprimer des doutes sur la valeur de cette panacée. Lémery écrit, en effet, dans son *Cours de Chimie*, imprimé en 1690 : « Je ne conseillerais point à un blessé de faire fond sur un remède de cette nature, car pour une personne qui aura reçu du soulagement, il y en aura cent qui

---

1. Acte IV, scène iii.
2. *La poudre de sympathie victorieuse*; 1668, in-18, p. 24. Cité dans Franklin : *La vie privée d'autrefois. Les médicaments*, p. 200.
3. *Discours touchant la guérison des plaies par la poudre de sympathie*; 1681, p. 67. (Franklin, p. 201.)
4. Franklin, p. 202.

n'auront pas aperçu l'effet [1]. » Cinquante ans après ces premiers doutes, l'action de la poudre fut reconnue illusoire.

Le même passage du *Menteur*, où Corneille parle de la *poudre de sympathie*, mentionne une habitude de son époque, celle de connaître des remèdes secrets ; *Le Menteur*, lui, sait une *Poudre de sympathie meilleure que toutes les autres*.

Plusieurs autres personnages des œuvres de Corneille connaissent également des remèdes ; celui qui en possède le plus est certainement Don Bertrand de Cigarral :

> Il sait mille secrets à ne guérir de rien.
> Pour tous ces petits maux de rhume, toux, migraine,
> Il compose à ravir l'onguent miton mitaine [2].

Il dit lui-même, à sa fiancée, qu'il sait faire un onguent pour guérir la gale ; et, plus loin, Léonor s'étant évanouie, Don Bertrand rassure tout le monde :

> . . . J'ai certain onguent mixtionné d'eau rose,
> Il est de grande force et de sa pâmoison,
> En moins d'une heure ou deux il vous fera raison [3].

Quand on a l'occasion de feuilleter de vieilles archives conservées depuis quelques centaines d'années dans une famille, on voit que nos ancêtres avaient l'habitude de garder des recettes pharmaceutiques, et on les trouve souvent accompagnant des copies de chansons populaires de l'époque ou de recettes culinaires. On se passait ainsi de famille en famille une bonne recette pour la confection d'un onguent, comme on se donne aujourd'hui la recette d'un entremets. Parfois, on réunissait quelques recettes et on les faisait imprimer, tel le : *Recueil de quelques receptes très éprouvées*, qui fut imprimé à Rouen chez Jacques Lucas en 1675, et qui contient entre autres recettes : la *Méthode pour bien faire l'onguent* Manus Dei, *propre à faire emplastre, par lequel on guérit quantité de maladies extérieures du corps humain*, ainsi que celle d'un *autre onguent fort excellent et fort éprouvé pour toutes blessures, apostumes, coupures, douleurs, tumeurs chaudes ou froides. On l'appelle en quelques lieux onguent de Boisguillaume ou de Bauquemare,*

---

1. Franklin, p. 207.
2. Acte I, scène II. — Molière, cite également cet onguent ; il est dans, **Le Médecin malgré lui** (acte III, scène II), synonyme d'onguent sans valeur.
3. Acte III, scène XII.

à cause que ces deux familles en donnent aux pauvres et ont fait d'admirables cures. Quelle fortune pour une femme de posséder un mari si savant en médecine, avec lequel on pouvait se soigner sans la Faculté ! C'est pour arriver à ce but que Jean Margastaud, sieur de la Lauze, *opérateur litotomiste, herniaire et oculiste*, mit dans le commerce à Rouen, au xviie siècle, un petit livre de 36 pages qui aurait certainement intéressé Don Bertrand ; il avait un titre alléchant : *Bouquet de santé contenant les remèdes les plus expérimentez pour les maladies internes et externes les plus dangereuses et les plus familières, au moyen desquels l'on peut être son médecin, et meme épargner la dépence des livres suivant l'usage diceux, à la fin desquels il y a un conseil pour entretenir la santé.*

Le Don Bertrand, de Corneille, est honnête, il croit à l'efficacité de ses recettes ; mais, à côté de lui, nous trouvons, dans les œuvres des Corneille, beaucoup de personnes faisant croire qu'elles possèdent un secret, dans le but de tromper le public au profit de leur bourse : ce sont les charlatans, et ils sont nombreux au xviie siècle. Pierre Corneille montre, dans l'*Illusion*, un fils de famille qui, ayant quitté ses parents sans argent, vit en vendant des onguents, et :

. . . pour gagner Paris, il vendit par la plaine
Des brevets à chasser la fièvre et la migraine[1].

Mais c'est surtout dans *la Devineresse* que Thomas Corneille met en scène un personnage qui intéresse la médecine : Madame Jobin s'occupe de magie et de médecine ; elle a une clientèle aussi nombreuse que choisie. Comment ne pas croire au pouvoir d'une femme qui guérit une hydropique : « Il y a trois ans, lui dit cette malade, que le mal me tient, et je serais heureuse si vous m'en pouviez guérir en trois mois, les médecins et les empiriques y ont employé tous leurs remèdes » ; elle a, dit-elle, consulté « presque tous les médecins et même ceux de la Faculté de Montpellier, ils ne connaissent rien à son mal ». La devineresse fait passer son enflure dans le corps d'un paysan, en prononçant quelques paroles barbares. Le nouvel hydropique s'écrie : « J'enfle ! holà ! holà ! ah ! J'enfle, j'enfle : ah ! ah ! c'est assez ! Que l'enflure s'arrête ! En voilà la moitié davantage que Madame en avait ! On m'a trompé et je suis

---

1. Acte I, scène iii.

plus gros qu'un tonneau[1]. » Cette scène, une des plus amusantes de la comédie, fut reproduite dans un des sept médaillons représentant les principales scènes de l'ouvrage qui fut publié comme almanach pour 1680. Par un hasard extraordinaire, l'*Almanach de la Devineresse* nous a été conservé : un exemplaire, découpé en plusieurs morceaux, est intercalé dans un volume factice de la Bibliothèque de l'Arsenal qui contient l'édition originale de *la Devineresse* et dont les figures ont été reproduites dans l'édition du *Théâtre de Thomas Corneille*, de Thierry[2]. Il est inutile de dire que la femme hydropique et le paysan ne sont que d'adroits compères de la devineresse.

Parmi les clientes de la devineresse, on voit une naïve paysanne qui vient lui demander de faire « pousser ses tétons.[3] » Il ne faut pas s'étonner du but de cette consultation; on croyait, au XVIIe siècle, que l'on pouvait développer la poitrine aux femmes qui n'en avaient pas. Guyon Dolois, dans son « cours de médecine en français », donne le moyen de faire grossir les seins chez « une femme qui aurait les mamelles flaques, maigres comme une vessie de porc sans vent. » « Si les mamelles d'une demoiselle, ou autre, écrit-il, étaient maigres et flacides, on les fera enfler et tenir grosses, si on applique souvent dessous icelles des ventouses sans scarifications », et il conseille de les frotter avec un certain cérat dont il donne la formule[4]. La devineresse se contente de promettre à la paysanne un biscuit spécial qu'elle va fabriquer. On sait où Thomas Corneille a trouvé l'original de sa paysanne, c'est dans le procès de La Voisin ; parmi les personnes nommées par l'empoisonneuse, comme étant venues recourir à ses services, elle nomma, pendant son célèbre procès, la duchesse de Foix, qui voulait développer sa gorge[5]. La duchesse paya sa coquetterie par le retentissement de cette affaire qui fit savoir à tout le monde l'imperfection de sa beauté.

Une autre cliente encore plus naïve de Mme Jobin, c'est Mme de Troufignac qui vient lui demander, moyennant cent mille écus, de

---

1. Acte II, scène IX.
2. Reynier : *Thomas Corneille*, p. 62.
3. Acte II, scène V.
4. Page 231 ; édition de 1678.
5. Reynier : *Thomas Corneille*, p. 297, 301 et 302.

la changer en homme [1]. Nos ancêtres ne voyaient rien d'impossible à la tranformation d'une femme en homme. En 1496, Portanus observa une femme qui devint homme après être accouchée d'un enfant et qui, comme homme, prouva, dit cet auteur, qu'elle pouvait engendrer ; ce fait aurait été confirmé par plusieurs savants de l'époque. Ambroise Paré lui-même cite le cas d'une fille de quatorze ans qui, en *badinant au lit avec une de ses camarades*, vit avec surprise les parties de l'homme se développer sur elle ; son nom de Jeanne fut changé en celui de Jean. Dans ces deux cas, comme dans d'autres signalés au moyen-âge, les sujets observés ne sont le plus souvent que des hermaphrodites ou des femmes ayant une chute de l'utérus. Thomas Corneille a voulu sans doute, dans *La Devineresse*, se moquer des gens qui croyaient encore, à son époque, à de pareilles transformations [2].

Une scène non moins amusante de la même comédie, c'est celle où Mme des Roches, une vieille coquette, vient demander à la Jobin un secret pour conserver sa beauté ; elle mérite d'être citée en entier :

MADAME DES ROCHES.

On dit que vous ne vous mêlez pas seulement de deviner et que vous avez des secrets tous merveilleux pour conserver la beauté et même pour en donner. Ne me regardez point, je vous prie ; la rougeur que ce discours m'a fait monter au visage en redoublerait.

MADAME JOBIN.

Demandez-moi autre chose. Comment ne pas regarder une aussi belle personne que vous ?

MADAME DES ROCHES.

Je sais que je ne suis pas une beauté achevée ; mais je m'en console. J'ai quelque agrément, un peu d'esprit, des manières assez enjouées, et je crois qu'avec cela on peut faire figure dans le monde.

MADAME JOBIN.

Je ne connais point de belle personne qui ne fût ravie de vous ressembler.

MADAME DES ROCHES.

Je ne vous demande pas aussi de me faire devenir plus belle ; mais je vous demande de quoi conserver longtemps ce que vous me voyez d'agréments.

---

1. Acte V, scène III.
2. *Erreurs, superstitions, doctrines médicales* ; PERRET, 1879.

MADAME JOBIN.

Et si je vous donnais de quoi l'augmenter?

MADAME DES ROCHES.

Quoi! Vous le pouvez?

MADAME JOBIN.

C'est un secret éprouvé cent fois. Je n'ai pour cela qu'à vous changer de peau.

MADAME DES ROCHES.

Changer de peau, madame, changer de peau! C'est donc par une métempsycose? Changer de peau, mon Dieu! Je frémis en y pensant, et il me semble déjà qu'on m'écorche toute vive.

MADAME JOBIN.

Il y aurait de la cruauté. Mais, enfin, si vous voulez avoir une peau d'enfant, unie, délicate, fine, il faut vous résoudre à ce que je dis.

MADAME DES ROCHES.

C'est aux laides à tant souffrir pour devenir belles, mais, pour moi.....

MADAME JOBIN.

Et qui vous dit, madame, qu'il faut tant souffrir?

MADAME DES ROCHES.

Comment! Je deviendrais encore plus belle que je ne suis, sans rien endurer!

MADAME JOBIN.

Assurément. Je vous donnerai d'une pommade qui fera tomber insensiblement la première peau de votre visage sans que vous sentiez le moindre mal.

MADAME DES ROCHES.

Et cette pommade ne pourrait-elle point me resserrer tant soit peu la bouche? Car quoique je l'aie des mieux taillées, il me semble qu'on ne peut jamais l'avoir trop petite.

MADAME JOBIN.

C'est une des propriétés de ma pommade : elle rapetisse la bouche, rend l'œil plus fendu et donne une juste proportion au nez.

MADAME DES ROCHES.

Pour cela, madame Jobin, vous êtes une ravissante femme. Si j'osais encore vous demander une autre petite chose.

MADAME JOBIN.

Dites, madame, il n'y a rien que je ne fasse pour vous.

MADAME DES ROCHES.

Ecoutez, plus on est belle, plus on aspire à être parfaite. Je chante un peu et je sais tous les plus beaux airs de l'opéra. Je voudrais que vous m'eussiez rendu la voix plus douce et plus flexible que je ne l'ai : il y a de certains petits roulements qui sont si jolis ; je ne les fais point bien à ma fantaisie.

MADAME JOBIN.

Si vous voulez, je vous ferai chanter comme un ange. Je fais un sirop admirable pour cela. Sa composition en est un peu chère, mais vous n'en aurez pas plutôt pris trois mois.....

MADAME DES ROCHES.

Faites le sirop : je ne regarde pas à l'argent.

MADAME JOBIN.

Je le tiendrai prêt avec la pommade. Il faut seulement prendre la mesure de votre voix.

MADAME DES ROCHES.

La mesure de ma voix ! Qu'est-ce cela veut dire ?

MADAME JOBIN.

Cela veut dire qu'il faut que vous me chantiez un air afin que, selon ce que votre voix a déjà de force et de douceur, j'ajoute ou diminue dans la composition du sirop [1].

Cette scène est incomparable, du dernier comique et pleine d'observations fines et délicates.

Les femmes ont toujours cherché un moyen pour effacer les rides

Et réparer des ans l'irréparable outrage.

On trouve dans le poème d'Ovide, *Les Cosmétiques*, une préparation pour conserver la fraîcheur du teint. Pline, Juvénal et Plaute ont laissé dans leurs œuvres des indications sur les moyens employés par les femmes pour conserver leur beauté.

Les ouvrages de médecine du xvII° siècle contiennent de nombreuses recettes de rajeunissement. Au xx° siècle, Madame Jobin vit toujours; il suffit de parcourir la quatrième page des journaux ; le nombre toujours croissant de ses imitatrices permet de croire qu'il y a encore des dames des Roches! La scène précédente est au point de vue médical une des plus intéressantes de *La Devineresse;* on

1. Acte III, scène IX.

trouve encore dans cette comédie beaucoup d'autres scènes amusantes qui, prises séparément, constituent de petits chefs-d'œuvre.

Au XVIIe siècle, les malades étaient soignés par les médecins, les chirurgiens ou les barbiers, selon les maladies dont ils étaient atteints. Cette division de l'exercice de la médecine donna naissance à de nombreux procès entre les médecins et les chirurgiens, entre les chirurgiens et les barbiers. Ces derniers cherchaient à se rapprocher le plus possible des chirurgiens et à empiéter sur leurs fonctions. Cette corporation se divisait même en deux classes : les barbiers proprement dits et les barbiers chirurgiens, dont le plus illustre fut Ambroise Paré. Thomas Corneille montre, dans *Les engagements du hasard*, que quelques barbiers exerçaient la chirurgie au XVIIe siècle, par ces vers prononcés par Clarin, qui s'attend à être battu et blessé :

> . . . . c'est ce que je médite,
> S'il n'est point à propos que je coure au barbier
> L'avertir que je vais me faire estropier,
> Et qu'il ne quitte point d'aujourd'hui la boutique :
> J'espère lui donner assez bonne pratique [1].

A cette époque, le tabac était une panacée : il guérissait les maladies, et même en préservait ; depuis le siècle du grand Roi, les idées ont bien changé sur les vertus de cette plante !

Sganarelle, dans *Le Festin de Pierre*, fait l'éloge du tabac :

> C'est dans la médecine un remède nouveau ;
> Il purge, il réjouit, conforte le cerveau ;
> De toute noire humeur, promptement le délivre [2].

Dans la même comédie, on trouve une des plus fines attaques de l'époque contre un médicament, origine de nombreuses querelles, l'émétique :

SGANARELLE.

Monsieur, songez-vous bien quel bruit depuis un temps
Fait le vin émétique ?

DON JUAN.

Oui, pour certaines gens.

---

1. Acte V, scène I.
2. Acte I, scène I.

SGANARELLE.

Ses miracles, partout, ont vaincu les scrupules,
Leur force a converti jusqu'aux plus incrédules ;
Et sans aller plus loin, moi qui vous parle, moi,
J'en ai vu des effets si surprenants...

DON JUAN.
En quoi ?

SGANARELLE.

Tout peut être nié si sa vertu se nie.
Depuis six jours un homme était à l'agonie ;
Les plus experts docteurs n'y connaissaient plus rien ;
Il avait mis à bout la médecine.

DON JUAN.
Eh bien ?

SGANARELLE.

Recours à l'émétique. Il en prend pour leur plaire ;
Soudain...

DON JUAN.
Le grand miracle ! Il réchappe ?

SGANARELLE.
Au contraire,
Il en meurt.

DON JUAN.
Merveilleux moyen de le guérir !

SGANARELLE.

Comment ? Depuis six jours il ne pouvait mourir ;
Et dès qu'il en a pris, le voilà qui trépasse.
Vit-on jamais remède avoir plus d'efficace ? [1]

L'émétique dut son succès à Charles de l'Orme, médecin de la Faculté de Montpellier, dont les procédés thérapeutiques furent recueillis par un docteur en théologie de Caen, Michel de Saint-Martin, et publiés dans un livre intitulé : « Moiens faciles et éprouvés dont Monsieur de l'Orme, premier médecin et ordinaire de trois de nos rois, et ambassadeur à Clèves pour le duc de Nevers, s'est servi pour vivre près de cent ans [2]. » De l'Orme considérait

1. Acte III, scène I.
2. A Caen, chez Martin Yvon, 1682.

l'émétique comme un remède incomparable pouvant chasser tous les maux.

Toujours par Sganarelle et dans la même comédie, on apprend un usage de l'époque, celui de saluer les médecins; Sganarelle a trouvé à acheter le costume qu'un médecin a mis en gage; il l'a revêtu, et savez-vous, dit-il à Don Juan :

> Quel en est le pouvoir ?
> Il me fait saluer des gens que je rencontre [1].

Ce respect était tout extérieur, puisqu'on ne se gênait pas pour se moquer des médecins : nous venons d'en voir un exemple dans *Le Festin de Pierre*.

V

Les maladies dans les comédies des Corneille.
La folie et l'épilepsie. – La gale, la goutte et la syphilis.
La fièvre tierce. – Le corset.
La pleurésie.

Les comédies des Corneille présentent plusieurs personnages atteints de maladies. Thomas Corneille, dans *Le berger extravagant*, fait jouer le principal rôle à un malade : Lysis est fou, il croit être berger; sa maladie s'est établie progressivement :

> Il ne lut que romans, en crut les impostures,
> Admira des bergers toutes les aventures,
> Et son faible cerveau fut bientôt démonté
> Par ces contes en l'air d'amour et de beauté.
> En moins d'un an ou deux, il s'en coiffa de sorte
> Que dès lors il voulut prendre l'habit qu'il porte....
> Enfin de ces romans la mode ayant cessé,
> Son esprit fort longtemps nous parut moins blessé
> Et son ardeur sans doute eût été refroidie,
> S'il n'eût l'autre hiver hanté la comédie :
> Son obstination à voir *l'Amaryllis*
> Lui remit dans la tête et houlette et brebis ;
> Il me traîna moi-même à ce vilain spectacle ;
> Presque de vers en vers, il y criait miracle,
> D'aise à peine, il pouvait se tenir dans sa peau,
> Tout lui semblait charmant, tout lui semblait nouveau

---

1. Acte III, scène I.

> Jamais attention n'y fut plus assidue ;
> Cent fois, on l'a jouée, et cent fois, il l'a vue...
> Si bien qu'un beau matin, ayant troussé bagage,
> Il est ici venu jouer son personnage.[1]

Clarimond répond au cousin de Lysis, voulant enfermer le malade, qu'il vaut mieux le laisser berger pendant quelques jours :

> Ce désordre est fâcheux, mais aussi prenez garde
> Combien à l'enfermer son repos se hazarde,
> La prison est affreuse au plus solide esprit,
> Et c'est là que le faible assez souvent s'aigrit.[2]

On essaye de guérir sa folie en le faisant vivre avec des bergers ; mais il rencontre une joyeuse compagnie qui s'amuse à ses dépens ; on le persuade qu'il est métamorphosé en femme, et la comédie se termine sans que Lysis ait retrouvé la raison. Lysis est un véritable malade atteint de monomanie avec des hallucinations.

Dans la classe des maladies nerveuses, Thomas Corneille signale encore l'hérédité de l'épilepsie. Dans *La comtesse d'Orgueil*, Virginie fait remarquer au marquis, pour l'empêcher d'épouser sa fiancée, que cette dernière est épileptique :

> Cette Olympe a d'ailleurs la tache de sa mère,
> Qui tombait du haut-mal....[3]

L'hérédité de l' « épillencie » ou du « mal Saint-Jean » n'était pas généralement admise à l'époque de Corneille ; on considérait encore cette affection comme une maladie surnaturelle.

Le passage de *Don Bertrand de Cigarral*, où Thomas Corneille parle de la gale, est également intéressant. Isabelle ayant aperçu la main de son fiancé, pousse un cri d'effroi, mais Don Bertrand la rassure :

> Ce n'est rien, ce n'est qu'un peu de gale,
> Je tâche à lui jouer pourtant d'un mauvais tour ;
> Je me frotte d'onguent cinq ou six fois par jour,
> Il ne m'en coûte rien, moi-même j'en sais faire ;
> Mais elle est à l'épreuve et comme héréditaire ;
> Si nous avons lignée, elle en pourra tenir,
> Mon père, en mon jeune âge, eut soin de m'en fournir ;

---

1. Acte I, scène II.
2. Acte I, scène III.
3. Acte IV, scène VIII.

> Ma mère, mon aïeul, mes oncles et mes tantes
> Ont été de tout temps et galants et galantes ;
> C'est un droit de famille où chacun a sa part ;
> Quand un de nous en manque, il passe pour bâtard [1]

Ce mot gale doit être ici synonyme de goutte : car dans le portrait qui est fait de lui au premier acte, on dit qu'il est :

> Goutteux ce que doit l'être un goutteux d'origine.

Si Don Bertrand, devant la jeune fille qu'il espère épouser, ne prononce pas le nom de goutte, c'est parce qu'au XVIIe siècle on considérait cette maladie comme une conséquence de la débauche. Aujourd'hui, au contraire, on avoue la goutte et on cache la gale. La gale n'a jamais été considérée comme une affection héréditaire ; et la maladie de peau que présente Don Bertrand est une éruption eczémateuse due à la goutte.

Il existe une autre affection, la syphilis, qui est encore considérée comme une maladie honteuse à laquelle les Corneille ont fait une allusion discrète. Dans la *Suite du Menteur*, de Pierre, Cliton qui vient de retrouver son maître Dorante disparu depuis deux ans, après avoir abandonné sa fiancée le jour même du mariage, raconte au Menteur les suppositions qui ont été faites sur son départ :

> Et tel vous soupçonnait de quelque guérison,
> D'un mal privilégié dont je tairai le nom. [2]

Pierre Corneille veut certainement faire allusion ici au fameux « Carême de pénitence », c'est-à-dire à la cure de la syphilis par le gaïac, pendant laquelle un jeûne austère de quarante jours était imposé au malade. Corneille ne devait pas ignorer ce traitement très en honneur à Rouen ; il y avait été suivi par un poète français célèbre, Mathurin Régnier, qui mourut à Rouen, le 22 novembre 1615, dans un hôtel, à l'enseigne de *L'Ecu d'Orléans*, situé rue de la Prison, où, dit Tallemant des Réaux, « il était venu se faire traiter de la vérolle par un nommé Le Sonneur [3]. »

Pierre Corneille avait aussi sans doute entendu parler de l'ouvrage

---

1. Acte II, scène v.
2. Acte I, scène i.
3. DE BEAUREPAIRE : *Nouveaux mélanges historiques et archéologiques* ; 1904, p. 354.
— COURBET : *Œuvres de Mathurin Régnier*, notice, p. 59.

de Jacques de Béthencourt, médecin à Rouen, dans lequel l'auteur traite de la syphilis : *Nova pœnitentialis quadragésima, nec non Purgartorium in morbum gallicum sive venereum; una cum, dialogo aquæ argenti ac ligui Guaiaci colluctarium super dicti morbi curationis prælatura*[1].

On peut considérer également comme une allusion à la médecine ce vers de Pierre Corneille dans *Le Menteur* :

> Toutes tierces, dit-on, sont bonnes ou mauvaises.[2]

La fièvre tierce en effet était considérée comme la plus bénigne, mais elle avait l'inconvénient de durer souvent très longtemps.

Thomas Corneille signale encore dans une de ses comédies l'inconvénient du corset; on sait combien on a protesté depuis contre ce vêtement : c'est au corset qu'il faut attribuer la plupart des vapeurs qui devinrent si fréquentes au xviiie siècle. Madame de Clérimont, une cliente de la devineresse, se trouve mal chez la magicienne, qui s'écrie : « Il faut que je vous délace. Vous êtes peut-être trop serrée dans votre corps. »[3]

Leroy, un des plus illustres accoucheurs du xviiie siècle, né à Rouen, fut, quelques années plus tard, un ennemi acharné du corset. Il écrivait : « Sexe malheureux, accablé d'infirmités, jusqu'à quand serez-vous victime du désir de plaire!... L'influence des corps a troublé l'ordre de votre organisation, quittez ce vêtement barbare, le principe de la vie qui vous anime vous rétablira peut-être dans votre état primitif. »[4]

Au xviie siècle, il était admis généralement que la pleurésie était due à « un sang copieux »[5]. On trouve, dans le *Festin de Pierre*, la cause véritable de cette maladie, le refroidissement :

> Tout doucement, Monsieu, tenez-vous s'il vou plaist,
> Vous pourriez-v-s-échauffant, gagner la purésie[6].

---

1 Parisiis : *typis Nic. Savetier* ; 1527, in-8.

2. Acte V, scène iv.

3. *Idem, idem.*

4. Lenoy : *Recherches sur les habillemens des femmes et des enfants*; Paris, 1772, p 210 et 211.

5. *Le cours de médecine en français....* de Guyon Delois ; 1668, p. 180.

6. Acte II, scène iii.

Quelques médecins croyaient alors que le refroidissement qui succédait à un échauffement donnait naissance à une pleurésie.

Il est curieux de rapprocher de ces vers un passage d'un auteur moderne, Théophile Gautier. Dans son roman, *Le capitaine Fracasse*, mise en scène fidèle de la vie au XVIIe siècle, il fait dire à un de ses personnages : « Là, là, ne vous échauffez pas ainsi...., vous pourriez en gagner une pleurésie.[1] » On pourrait croire que Théophile Gautier s'est inspiré de Corneille.

Il serait possible de prolonger cette étude de la médecine dans les œuvres des Corneille, en parcourant leurs œuvres en dehors du théâtre, notamment la traduction en vers des *Métamorphoses d'Ovide*; en glanant dans les trois cents volumes du *Mercure galant*, on y rencontrerait aussi quelques traits sur la médecine, ne serait-ce que la poésie de Fontenelle *sur ce que M. le Prince ne vit plus que de lait* (1678)[2]. Mais toute étude demande à être limitée, et ce travail se borne à l'examen des seules œuvres théâtrales qui ont immortalisé le nom de Corneille.

VI

Sources de la Médecine dans les œuvres des Corneille. Thomas Corneille et Molière.

On lit dans beaucoup d'ouvrages du XVIIe siècle et du siècle suivant que Turenne, à la représentation de *Sertorius*, s'écria en plusieurs endroits : « Où donc Corneille a-t-il pu apprendre l'Art de la guerre ? » Un homme d'Etat aurait pu dire également après avoir entendu *Attila* : « Où donc Corneille a-t-il appris les secrets de la politique ? » Après avoir signalé les principaux passages des œuvres des Corneille ayant quelques rapports avec la médecine, on peut se demander où ils les ont puisés.

Le premier nom qui vient sous la plume est celui de Lampérière Lampérière, médecin à Rouen, oncle des Corneille, les a-t-il documentés ? On peut répondre négativement. Pierre Corneille aurait, certes, pu recourir à son oncle pour se documenter sur la sorcellerie. Ce dernier dut étudier cette science à l'occasion de la malheureuse affaire de Louviers, mais la composition de *Médée* est bien antérieure au mariage de Corneille.

---

1. Edition définitive; t. I, p. 283.
2. G. Dubosc : *Journal de Rouen* du 30 mars 1905.

Les Corneille ont peut-être eu des livres de médecine dans leur bibliothèque, qu'ils ont consultés pour les questions médicales ? On ne possède pas le catalogue des livres de leur bibliothèque, mais on sait que l'on trouva à la mort de Thomas Corneille, aux Andelys, « un vieux coffre-bahut, tout rompu, sans serrure ni clefs, dans lequel se sont trouvés quarante-un volumes de livres de droit et de médecine très anciens[1]. » Nous croyons que ces livres avaient appartenu au beau-père de Thomas et qu'ils n'ont jamais quitté les Andelys pour figurer dans la bibliothèque des deux frères. Thomas possédait le *Dictionnaire de Chimie* de Perrault et *Institutes de Médecine* de Ettmuller, mais ces ouvrages ne durent entrer dans sa bibliothèque que quand il dirigea la composition du *Dictionnaire des termes d'arts et de sciences*, qui parut le 11 septembre 1694[2]. Racine, leur rival, avait une bibliothèque médicale assez bien fournie ; il possédait les œuvres d'Hippocrate, celles de Jacques Dubois, la physiologie de Jacques Fernel et les œuvres de Du Laurens, traduites en français par Théophile Gelée, médecin, à Dieppe[3].

Les connaissances médicales de Pierre et de Thomas Corneille sont peu importantes ; ils ne se sont pas documentés en interrogeant des médecins, ils n'ont pas consulté de livres de médecine ; ils savent en médecine tout ce que chaque bon bourgeois de leur temps connaissait de cette science et ils n'ont pas éprouvé le besoin de compléter leurs connaissances.

Au point de vue médical, l'œuvre de Thomas Corneille est plus importante que celle de son frère ; dans *La Devineresse* et *Le Festin de Pierre*, les allusions médicales sont nombreuses ; en réalité, la première de ces comédies est peut-être due à de Visé, et la seconde est de Molière.

De Visé était rédacteur au *Mercure galant*, il était confident et ami de plusieurs comédiens, en particulier de ceux de la troupe de Molière, et c'est lui qui, après la mort de ce dernier, en 1673, avait présenté Thomas Corneille à la troupe qui avait besoin des pièces d'un bon auteur. Il se forma alors une association entre de Visé et Thomas Corneille pour composer le *Mercure galant*. Cette collabo-

---

1. REYNIER, page 355 : *Inventaire après décès des biens ayant appartenu à Thomas Corneille*.
2. REYNIER, page 100.
3. *La Chronique médicale*, 1ᵉʳ novembre 1899, page 691.

ration s'étendit aussi au théâtre. De Visé, dans le *Mercure* de janvier 1710, écrit qu'il composa l'*Inconnu* en prose; « pendant que je faisais la prose du second acte, Corneille de l'Isle mettait le premier en vers ». Cette comédie obtint assez de succès; aussi les comédiens pressèrent de Visé et Corneille de mettre au théâtre tout ce qui s'était passé chez la Voisin. On était à l'époque même du jugement; c'était une pièce de circonstance : la Voisin avait été arrêtée le 12 mars 1679, accusée d'avortement, de faire le commerce des poisons et de s'occuper de magie et de sorcellerie. Il fallait aller vite; aussi de Visé composa un grand nombre de scènes sans suite, en s'inspirant du procès de la Voisin; Corneille choisit dans ces scènes les plus intéressantes et forma un tout. Cette pièce fut un des plus grands succès du siècle; le public fut attiré par un désir de voir dans un théâtre les tours dont se servaient les magiciennes pour le tromper et l'épouvanter. C'est de Visé lui-même, dans le *Mercure*, qui a raconté comment *La Devineresse* fut composée; bien que ses affirmations puissent souvent être mises en doute, il est très possible que ce soit lui le véritable auteur de cette comédie; en tous cas, il fut sans aucun doute l'inspirateur de Corneille, et on peut lui attribuer, par conséquent, la composition ou le plan des scènes médicales citées plus haut. De Visé, d'ailleurs, avait déjà fait paraître plusieurs pièces de théâtre. Une de ses comédies, jouée en 1667, *L'Embarras de Godard ou L'Accouchée*, avait, comme son nom l'indique, des rapports avec la médecine. Le rôle de la sage-femme est particulièrement amusant [1].

En 1677, la troupe de Guénegaud, formée par les collaborateurs de Molière réunis aux meilleurs acteurs du Marais, jouèrent *Le Festin de Pierre* de Molière, que Thomas Corneille avait mis en vers sur leur demande. Il suivit presque dans toute la pièce le texte original avec une exactitude scrupuleuse; les passages concernant le tabac, l'émétique, la pleurésie, se retrouvent dans l'original de Molière, sans un mot de changé. Corneille voulut supprimer des scènes qui avaient choqué les croyances de quelques personnes dans *Le Don Juan* de Molière et qui avaient diminué le succès de la pièce. Il s'exprime ainsi dans l'avis au lecteur qui précède la comédie : « J'ai suivi la prose dans tout... à l'exception des scènes du troisième et du cinquième acte où j'ai fait parler des femmes. Ce sont scènes ajoutées à

---

1. Voir WITKOWSKI : *Les Médecins au Théâtre*, pages 247 et 248.

cet excellent original et dont les défauts ne doivent point être imputés au célèbre auteur sous le nom duquel cette comédie est toujours représentée. » Corneille est modeste ; la scène III du 3ᵉ acte est des plus intéressantes. Thérèse, qui voit Sganarelle habillé en médecin, lui demande une consultation :

> Ce monsieur-là m'a dit qu'il était médecin,
> Et je lui demandais si, pour guérir votre asthme
> Il ne savait pas...

SGANARELLE.

> Oui, j'ai certain cataplasme
> Qui, posé lorsqu'on tombe en suffocation,
> Facilite aussitôt la respiration.

THÉRÈSE.

> Eh ! mon Dieu, là-dessus j'ai vu les plus habiles,
> Leurs remèdes me sont remèdes inutiles.

SGANARELLE.

> Je le crois. La plupart des plus grands médecins
> Ne sont bons qu'à venir vider des bassins ;
> Mais pour moi, qui vais droit au souverain dictame,
> Je guéris de tous maux ; et je voudrais, madame,
> Que votre asthme vous tînt du haut jusques au bas ;
> Trois jours mon cataplasme, il n'y paraîtroit pas.

THÉRÈSE.

> Hélas ! Que vous feriez une admirable cure !

SGANARELLE.

> Je parle hardiment ; mais ma parole est sûre.
> Demandez à monsieur. Outre l'asthme, il avoit
> Un bolus au côté qui toujours s'élevoit.
> Du diaphragme impur, l'humeur trop réunie,
> Le mettait tous les ans dix fois à l'agonie ;
> En huit jours, je vous ai balayé tout cela,
> Nettoyé l'impur, et... Regardez, le voilà
> Aussi frais, aussi plein de vigueur énergique,
> Que s'il n'avait jamais eu tache d'asthmatique.

THÉRÈSE.

Son teint est frais, sans doute, et d'un vif éclatant.

SGANARELLE (tâtant le pouls de Thérèse).

Là, voyons votre pouls... Il est intermittent ;
La palpitation du poumon s'y dénote.

THÉRÈSE.

Quelquefois.

SGANARELLE (visitant sa langue).

Votre langue... Elle n'est pas tant sotte...
En dessous, levez-la... L'asthme y paroît marqué.
Ah ! si mon cataplasme était vite appliqué...

THÉRÈSE.

Où donc l'applique-t-on ?

SGANARELLE

(lui parlant avec action pour l'empêcher de voir que Don Juan entretient tout bas Léonor).

Tout droit sur la partie
Où la force de l'asthme est la plus départie.
Comme l'obstruction se fait de ce côté,
Il faut, autant qu'on peut, la mettre en liberté ;
Car selon que d'abord, la chaleur restringente
A pu se ramasser, la partie est souffrante,
Et laisse à respirer le conduit plus étroit.
Or est-il que le chaud ne vient jamais du froid [1].

On croirait que pour écrire cette scène Thomas Corneille a recueilli quelques souffles du génie de Molière ; car elle est digne de ce grand comédien.

Lysis, du *Berger extravagant*, est la copie fidèle du Lysis du roman burlesque de Sorel, dans tout son rôle, et on retrouve dans le roman la description de l'origine de sa folie.

Ces quelques recherches montrent que dans beaucoup des passages relatifs à la médecine de leurs œuvres théâtrales, les Corneille n'ont été que des imitateurs. On pourrait pour chaque pièce

---

1. Acte III, scène III.

inspirée de la littérature étrangère faire le même travail ; on retrouverait peut-être dans l'original les mêmes documents.

Les deux frères auraient pu se renseigner sur les questions médicales près des médecins leurs parents et amis ; ils ne l'ont pas fait, parce qu'ils n'ont pas eu la prétention de s'occuper de médecine. Il leur aurait été facile comme Molière de s'inspirer des nombreux procès entre les médecins, les chirurgiens, les barbiers et les apothicaires. A Rouen, plusieurs de ces procès eurent un grand retentissement, et on prétend même qu'ils fournirent à Molière plusieurs traits satiriques, en particulier dans l'*Amour médecin*. Thomas Corneille nous a montré, dans la scène originale du troisième acte du *Festin de Pierre*, qu'il avait saisi le ridicule des médecins du xviie siècle. Les Corneille ont peut-être évité les satires médicales, à cause de leur parenté avec des médecins. Les célèbres querelles de leur oncle Lampérière avec Jouyse auraient pu leur fournir des faits amusants ; il leur aurait été facile, ouvrant les livres de médecine, d'y trouver des explications ridicules comme celle-ci, extraite d'un manuel à l'usage des étudiants. *Quelle est la cause de la maladie ? C'est en général tout ce qui peut la produire*[1]. Réponse qui rappelle celle de Sganarelle à Géronte dans *Le médecin malgré lui*, démontrant au père que sa fille est muette parce qu'elle a « perdu la parole ».

R. HÉLOT.

---

1. *Le maître en chirurgie ou l'abrégé complet de la chirurgie de Guy de Chauliac par demandes et par réponses en la manière qu'on interroge les aspirans à Saint-Côme*, par L. Verduc, p. 47.

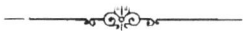

Vous ne me laissez pas même des vœux à faire, on n'en fait point, Monsieur, pour un succès certain, il ne me reste qu'à féliciter Dijon du parti qu'elle va prendre, & les inoculés du bonheur qu'ils auront eu d'être confiés à vos soins. Votre tablature, Monsieur, est parfaite, beaucoup de choix dans les sujets surtout dans les commencements, & de la prudence dans la marche dissipe toute crainte, nullum numen abest, si sit prudentia. Je n'ai Monsieur qu'une petite remarque à faire, puisque vous le voulez. L'expérience vous apprendra que la façon d'opérer n'est pas indifférente. L'incision effraye ordinairement les enfants, & cet effroy se renouvelle à chaque pansement, vous en sentez les conséquences, je ne m'y arrêterai pas, on ne porte pas de l'eau à la fontaine. Quant à l'insertion faite au bras, comme elle force le malade à être couché sur le dos, c'est une des raisons pourquoi la fièvre & tous les accompagnements sont plus forts que lorsque l'inoculation se fait à la jambe. L'épine du dos ne s'échauffe pas impunément, j'ai vu Monsieur que la différence est au moins de vingt et cinq pour cent, & c'est une des raisons pourquoi tous mes inoculés de Paris ont été moins malades que ceux qui ont été traités suivant la méthode ordinaire. On a voulu que j'exposasse mes raisons dans l'Encyclopédie, vous les verrez à l'article inoculation. C'est par obéissance Monsieur, que je vous ai dit ce petit mot, je n'avois en effet qu'à vous assurer de l'estime & de la considération avec laquelle j'ai l'honneur d'être, Monsieur, Votre très humble & très obéissant serviteur *Tronchin*

Lettre de Tronchin sur l'inoculation

(Collection L. O.)

XXIX

NOTES HISTORIQUES
SUR L'INOCULATION DE LA PETITE VÉROLE

PRINCIPALEMENT A ROUEN

La passion du public pour les questions médicales ne date pas de nos jours; si on veut faire l'histoire de l'inoculation de la petite vérole, il suffit d'ouvrir les mémoires et les journaux politiques du XVIIIe siècle, pour y trouver tous les faits relatifs à l'inoculation qui y sont relatés, en même temps que les événements littéraires et politiques. Les marchands de modes profitèrent de l'engouement de leurs clientes pour lancer une nouvelle coiffure historiée et emblématique qui fut appelé bonnets à l'inoculation. L'inoculation était figurée par un serpent, une massue, un soleil levant et un olivier couvert de fruits !

Bien plus, Tronchin étant l'inoculateur le plus réputé, on fit des robes du matin qui furent nommées *tronchines*, parce que Tronchin recommandait aux femmes de se promener et de faire de l'exercice le matin [1].

On pourrait s'étonner du succès obtenu par l'inoculation auprès des femmes, car si la maladie était plus bénigne chez les inoculés, on n'en avait pas moins la *figure picotée*, suivant l'expression courante [2].

Tronchin, le célèbre médecin de Voltaire, qui écrivit l'article « Inoculation » dans l'*Encyclopédie du XVIIIe siècle*, définit ainsi l'inoculation [3] :

« L'opération par laquelle on communique au corps sain la petite vérole par application ou par insertion », dans le but de prévenir le danger et les ravages de cette maladie contractée naturellement.

---

1. *Correspondance littéraire* de Grimm, série I, tome II, page 22. — *Causeries d'un curieux*, de Feuillet de Conches, tome II, p. 257. — De Goncourt : *La femme au XVIIIe siècle*, p. 361.

2. *Journal de Médecine de Paris*, 13 mars 1904 : *L'Inoculation*.

3. Nous publions plus loin une lettre de Tronchin à un médecin de province sur l'inoculation.

L'origine de cet usage est très ancien. La Motraye, voyageur français, avait vu pratiquer l'inoculation en Orient, en 1712, et il apprit que cette coutume y était en usage depuis plusieurs siècles, et, chose assez curieuse, l'inoculation avait été pratiquée en France, dans quelques provinces, avant le xviiie siècle, puis avait été abandonnée. Voici comment elle fit son apparition officielle en Europe. A la fin du xviie siècle, deux femmes grecques inoculaient à Constantinople ; elles opérèrent trois médecins, Timon, Palarini et Antoine le Duc ; ce sont eux qui firent connaître cette pratique.

En février 1717, Boyer, qui fut plus tard doyen de la Faculté de Paris, soutint dans sa thèse à Montpellier, « qu'il était plus à propos d'exciter par art une petite vérole bénigne que d'abandonner à la nature une affaire de cette conséquence dans un cas ou cette tendre mère semblait se conduire en marâtre ».

En 1721, l'inoculation fut pratiquée à Londres sur six condamnés à mort et réussit. De la Coste fit connaître ces expériences en France, et, en 1729, l'inoculation reçut l'approbation de Helvétius d'Astruc, de Falconnet et de quelques autres. Mais l'année suivante, Hecquet soutint que « l'inoculation ne ressemble à rien en médecine, mais plutôt à la magie ». Sur ces entrefaites, de la Coste mourut, et l'inoculation fut oubliée.

C'est de La Condamine qui tira l'inoculation de l'oubli en France ; il lut, en 1754, à l'Académie des Sciences, son *Mémoire pour l'établissement de l'insertion de la petite vérole*. Grimm, dans sa correspondance littéraire, dit que ce mémoire fut fort applaudi, il le trouve curieux et agréablement écrit[1]. L'année suivante, la première inoculation fut pratiquée en France par Tenon.

Puis en 1756, Tronchin, qui une dizaine d'années avant avait fait à Amsterdam l'essai de l'inoculation sur son propre fils, fut appelé à Paris pour inoculer les enfants du duc d'Orléans.

Dès cette époque, un chirurgien de Rouen, Lecat, passionné pour toutes les questions médicales, étudia l'inoculation, et lut, en 1756, à l'Académie de Rouen, un mémoire intitulé : « *Doute sur l'inoculation varioleuse* ». Ce mémoire a été perdu et n'a pas pu être publié dans le *Précis de l'Académie*[2].

---

1. *Série I*, t. I, p. 171.
2. *Précis de l'Académie de Rouen*, t. II, p. 28.

En 1758, parut un second mémoire, par La Condamine, sur l'inoculation[1].

Le 8 juin 1763, le Parlement de Paris, sur le réquisitoire de M° Omer Joly de Fleury, avait donné un arrêt qui défendait de se faire inoculer, jusqu'à ce que les Facultés de médecine et de théologie se soient prononcées sur le fait de l'inoculation, ce qui leur fut enjoint par le même arrêt. Grimm pense que ce réquisitoire avait été composé par Bouvard, et le juge capable de jouer le rôle « d'imposteur », pour détruire une pratique salutaire. Le mois suivant le comte de Lauraguais attaquait vigoureusement, à l'Académie des Sciences, l'auteur du réquisitoire ; une discussion s'éleva, et le comte défenseur de l'inoculation reçut une lettre de cachet, le 15 juillet 1763[2].

Les *Annonces de Normandie* rendirent compte de ce qui s'était passé au Parlement : « Le Parlement de Paris a rendu, il y a quelques jours, un arrêt qui défend de pratiquer l'inoculation de la petite vérole dans cette capitale et dans les autres villes de son ressort, sauf à ceux qui voudraient se faire inoculer à se réfugier à la campagne pour cette opération ; à eux enjoints de n'avoir aucun commerce avec les gens des villes que quarante jours après leur guérison. Le ravage que la petite vérole inoculée a causé dans Paris a, dit-on, occasionné cet arrêt[3]. »

La Faculté de théologie condamna l'inoculation ; « il suffit, dit Bachaumont, que ce soit une nouveauté pour être réputée condamnable[4]. »

Quant à la Faculté de médecine, « après un examen long, deux fois elle s'assembla, et jugea à la pluralité que l'inoculation pouvait être tolérée ; car, écrit Hazon, elle ne voulait pas d'abord être trop favorable à la nouvelle méthode dans la crainte que l'expérience ne la démentit.[5] » (Août 1764.)

En mars 1764, Gatti avait publié des *réflexions* sur les préjugés qui s'opposent aux progrès et à la perfection de l'inoculation. Grimm juge ainsi ces réflexions : « On ne peut pas démontrer l'imbécillité

---

1. *Encyclopédie du XVIII° siècle.* Article : Inoculation.
2. Grimm : *Correspondance littéraire*, série II, t. III, p. 401, 406, 444.
3. *Annonces, affiches et faits divers de Haute et Basse Normandie*, 17 juin 1763.
4. *Mémoires secrets*, de Bachaumont; Jacob, p. 78.
5. Hazon : *Eloge historique de la Faculté de Médecine*, p. 41.

de l'arrêt du Parlement contre l'inoculation avec une plus grande honnêteté.[1] »

Malgré ces réflexions et des nouvelles lettres de M. de la Condamine, qu'on appelait alors le don Quichotte de l'inoculation[2], l'inoculation fut à peu près abandonnée à cette époque.

Petit à petit l'inoculation réapparait les années suivantes ; on lit dans les *Annonces de Normandie*, du 15 avril 1768, l'avis divers suivant :

« Le chirurgien major des grenadiers à cheval de la Maison du Roi d'Angleterre, très habile inoculateur, instruit dans les nouvelles et plus sûres méthodes de faire cette opération et d'en conduire la cure, vient à Rouen ce printemps suivre la méthode de tailler de M. Le Cat. Voilà une belle occasion pour les parents qui voudraient sauver leur enfant de la petite vérole naturelle si souvent meurtrière, par une inoculation dont les succès sont démontrés dans toute l'Europe. Ce chirurgien inoculateur est le gendre de M. Maty ; on peut juger par cette seule circonstance de son mérite. »

Au commencement de l'année, la Faculté de Paris avait rendu un décret de tolérance à l'égard de l'inoculation ; les Rouennais pouvaient donc profiter de l'occasion qui leur était offerte. Les inoculistes étaient alors protégés par le Gouvernement à un point *de vue* tel, qu'un jeune auteur ayant composé une pièce de vers sur les reproches d'une mère à son époux qui, ayant voulu faire inoculer son fils, est supposé l'avoir perdu, la police fit saisir les exemplaires de cette œuvre[3]. Louis XVI devenu roi se fit inoculer avec ses frères et la comtesse d'Artois (juin 1774). L'inoculation était alors à son apogée. Des *maisons d'inoculation* luxueuses furent créées ; un chirurgien de Caen, de la Parre, en établit une dans cette ville, en 1775[4].

Lepecq de la Clôture estimait, à cette époque, que l'inoculation est surtout utile pour tranquilliser ceux qui sont effrayés par la maladie ; malgré cette opinion sur l'inoculation, Lepecq, après avoir essayé vainement de donner à ses deux filles *la petite vérole naturelle*, se

---

1. *Correspondance littéraire*, série I, t. IV, p. 62.
2. BACHAUMONT : *Mémoires secrets*, p. 139.
3. *Ibid.*, p. 276, 24 mai 1768.
4. *Annonces, affiches et avis divers de la Haute et Basse Normandie*, 2 juin 1775.

décida à les inoculer, étant convaincu que cette opération est sans danger [1].

C'est à cette époque qu'une nouvelle panacée fit son apparition, et quelques partisans de l'électricité, entre autres, à Rouen, Adam, rappellent combien l'inoculation donna lieu à des discussions nombreuses ; il ne faut pas s'étonner que le public doute des effets de l'électricité, écrit-il, car : « telle est la marche de l'esprit humain que toute nouveauté est exposée à la contradiction [2] ».

Quelques personnes essayèrent de lancer un nouveau préservatif contre la petite vérole; il fut publié à trois reprises différentes dans le journal local de l'époque, à Rouen. Il consistait à exprimer le liquide contenu dans le bout fœtal du cordon ombilical, avant d'en faire la ligature [3]. Ce procédé ne paraît pas avoir eu beaucoup de succès.

A la fin de l'année 1786, les administrateurs de l'Hospice-Général eurent à s'occuper de l'inoculation de la petite vérole ; ils reçurent la lettre suivante :

Rouen, le 7 octobre 1786.

M. le Contrôleur général, Messieurs, me marque que les intentions du Roi étant d'étendre dans les provinces de son royaume le progrès de l'inoculation, Sa Majesté a agréé le projet de faire inoculer tous les enfants trouvés qui sont dans les hôpitaux et dans les campagnes, ainsi que les enfants orphelins ou autres reçus dans les hôpitaux ou qui sont à leur charge. Jugeant en conséquence nécessaire de charger d'un objet aussi important un médecin expérimenté dans l'art de l'inoculation, le Roi a fait tomber son choix sur le sieur Jauberthou, qui a justifié sa confiance lorsqu'il a été chargé de l'inoculation de la personne même de Sa Majesté, de Mgr le Dauphin, de Mlle fille du Roi et de toute la famille royale. Je désirerais, Messieurs, pour contribuer au succès de ce projet intéressant pour l'Etat, et remplir en même temps les intentions du Ministère qui a bien voulu me le communiquer, que vous me procurassiez des éclaircissements circonstanciés sur le régime adopté dans votre hôpital, tant pour le traitement de la petite vérole, que pour l'éducation, l'entretien des enfants trouvés, orphelins et autres qui sont à sa charge. Vous voudrez bien aussi, Messieurs, me faire connaître la destination ordinaire de tous les élèves de

---

1. *Collection d'observations sur les maladies et constitutions épidémiques*, par LEPECQ DE LA CLOTURE, 1778, t. II, p. 261 et 262.

2. *Annonces, affiches et avis divers de la Haute et Basse Normandie*, 27 mars 1778.

3. *Ibid.*, 4 décembre 1772 ; 13 novembre 1778 et 30 avril 1779.

l'hôpital, me donnant un aperçu du nombre des enfants qui périssent annuellement par la petite vérole, et me marquer laquelle proportion il peut être avec la quantité ordinaire des enfants trouvés. Je vous serai enfin obligé de me faire part des observations particulières dont ces différents objets pourraient vous paraître susceptibles.

J'ai l'honneur d'être, avec un sincère et profond attachement, Messieurs, votre très humble et très obéissant serviteur.
De VILLEDEUIL.

MM. les Administrateurs de l'Hôpital-Général de Rouen.

A cette lettre étaient jointes les instructions suivantes :

Instruction relative aux opérations de M. Jauberthou pour l'inoculation des enfants trouvés et orphelins dans les différentes Généralités du royaume.

Le sieur Jauberthou, chargé par le Gouvernement de l'inoculation des enfants trouvés et orphelins du royaume, se rendra dans la Généralité qui lui sera désignée par M. le Contrôleur général, et il prendra les ordres de M. l'Intendant, qui lui indiquera le lieu où il doit commencer son opération :

1° Il choisira, de concert avec les Administrateurs des hôpitaux, l'endroit le plus convenable pour placer les enfants ;

2° Le choix étant fait et les sujets préparés, il procédera de suite à leur inoculation ;

3° Comme depuis le moment de l'insertion jusqu'au développement de la maladie proprement dite, il se passe sept à huit jours sans fièvre ni autres accidents marqués, que ceux de la petite vérole locale, le sieur Jauberthou profitera de cet intervalle et ira faire successivement la même opération dans les principales villes voisines ou autres lieux jugés les plus convenables ;

4° Cet intervalle étant ainsi employé, ce médecin reviendra sur ses pas pour suivre le traitement principal des premiers inoculés, et il continuera ensuite ses fonctions, toujours dans le même ordre ;

5° Pendant ses absences, il confiera les premiers soins des inoculés à un médecin instruit de sa méthode, dont il sera accompagné dans toutes ses tournées ;

6° Quoyque toutes les saisons de l'année soient propices à l'inoculation de la petite vérole, on choisira de préférence le printemps et l'automne comme le temps le plus favorable pour remplir cet objet ;

7° Indépendamment des ordres que MM. les Intendants donneront aux médecins et chirurgiens des épidémies pour suivre la méthode du sieur Jauberthou et la pratiquer ensuite, les autres gens de l'art seront invités à suivre également ce traitement, afin que, par la connaissance des uns et des autres, cette méthode devienne assez familière pour être pratiquée de proche en proche sur les gens de la campagne. Il en sera de même à l'égard de toutes les personnes instruites, et surtout les curés et autres ecclésiastiques, comme les plus propres, vu leur état et leurs lumières, à inspirer la confiance et détruire le préjugé qui règne dans les provinces sur l'inoculation et même sur le traitement de la petite vérole naturelle ;

8° Outre ces connaissances pratiques qu'il sera facile à chacun d'acquérir en peu de temps, le sieur Jauberthou, afin de rendre l'inoculation plus familière, publiera une instruction simple et abrégée sur cette méthode, qui fera connaître la manière de la pratiquer avec succès.

Les Administrateurs de l'Hospice-Général chargèrent le chirurgien en chef de cet établissement de répondre à M. de Villedeuil : il donne dans sa lettre les renseignements sur le traitement pratiqué à l'Hospice-Général, mais ne parle pas de l'inoculation [1].

Nous n'avons pas retrouvé dans les registres de délibérations de l'Hospice-Général les traces du passage à Rouen de Jauberthou ; il est possible qu'il n'y soit pas venu.

Deux médecins rouennais eurent une certaine réputation comme inoculateurs ; Lemaire-Ternante [2], sur lequel nous possédons peu de renseignements, et Hardy. Sur ce dernier, les documents abondent.

Hardy, avant de venir s'établir à Rouen, habitait Caudebec, où il suivait déjà la méthode des inoculistes [3]. En 1788, Hardy fut nommé médecin inoculateur pour la Généralité de Rouen, à la suite de la correspondance suivante, échangée entre de Villedeuil et l'Intendant de Rouen [4] :

Versailles, le 4 novembre 1788.

Je vous envoie, Monsieur, un mémoire par lequel le sieur Hardy, médecin à Rouen, demande un brevet qui lui accorde le titre de médecin de la Généralité pour l'inoculation de la petite vérole. Je vous prie de me donner sur ses succès dans cette partie et sur l'établissement qu'il a formé les éclaircissements nécessaires, et me marquer si vous le croyez dans le cas d'obtenir la grâce qu'il sollicite. Lorsque j'étais à Rouen, il m'a paru qu'il y jouissait d'une réputation distinguée.

J'ai l'honneur d'être, avec un profond attachement, Monsieur, votre très humble et très obéissant serviteur.

DE VILLEDEUIL.

M. l'Intendant de Rouen.

1. Archives du département de la Seine-Inférieure. Fonds de l'Hospice-Général. Cote provisoire. G. 35.
2. *Observations sur les effets de la vaccine comparée à l'inoculation varioleuse et parallèle de ces deux méthodes d'inoculer*, par le C. LEMAIRE-TERNANTE, chirurgien en chef de la force armée nationale de la ville de Rouen. Frimaire an X.
3. *Observations* de LEPECQ DE LA CLOTURE, tome I, page 185.
4. Archives de la Seine-Inférieure, série C. 85.

L'Intendant répondit la lettre suivante :

Monsieur, j'ai reçu, avec la lettre que vous m'avez fait l'honneur de m'écrire le 4 du mois dernier, le mémoire par lequel le sieur Hardy, médecin à Rouen, demande un brevet qui lui accorde le titre de médecin de la Généralité pour l'inoculation de la petite vérole.

Il paraît, Monsieur, d'après les éclaircissements que je me suis procurés, que le sieur Hardy mérite, par ses connaissances et ses talents, la réputation distinguée dont il jouit. Depuis longtemps, il s'est particulièrement occupé des moyens propres à délivrer l'humanité des effets dangereux de la petite vérole naturelle. Ce médecin est parvenu, par la constance et ses succès, sinon à détruire entièrement le préjugé établi contre l'inoculation dans cette province, au moins à faire adopter cette pratique par un grand nombre de personnes de différents états. Pour propager cette méthode, il a conçu le projet de former hors de Rouen un hospice où il pourrait inoculer les personnes aisées dans une saison marquée, et les pauvres gratuitement, ainsi que les enfants trouvés de l'hôpital, dans tout le restant de l'année. A l'effet d'exécuter ce projet, il a acquis moyennant 30,000 livres une maison vaste, bien aérée, située à Sotteville, à la distance d'une demi-lieue de Rouen. Malgré tous les avantages qui doivent résulter d'un pareil établissement et des moyens que le sieur Hardy est en état d'employer pour le faire réussir, il n'ose se flatter du succès qu'autant que le Gouvernement voudra bien seconder ses vues, et c'est ce qui l'a déterminé à solliciter la charge de médecin de la Généralité de Rouen pour l'inoculation.

Comme ce titre, Monsieur, n'a point été donné à aucun médecin de cette Généralité, que personne ne peut le mériter comme le sieur Hardy, et qu'il ne pourra qu'être avantageux à un établissement vraiment intéressant, je crois qu'il y a lieu de l'accorder à ce médecin.

J'ai l'honneur de vous renvoyer son mémoire.

Je suis avec respect, Monsieur, votre, etc.

Après ces renseignements, Hardy reçut sa nomination :

Versailles, le 26 décembre 1788.

D'après, Monsieur, votre réponse du 11 de ce mois, le Roy a bien voulu accorder au sieur Hardy le brevet que je vous envoye et qui lui donne, comme il l'a demandé, le titre de médecin de la Généralité de Rouen pour l'inoculation de la petite vérole ; je vous prie de luy en faire la remise.

J'ay l'honneur d'être, avec un profond attachement, Monsieur, votre très humble et très obéissant serviteur.

De VILLEDEUIL.

M. l'Intendant de Rouen.

Le 2 janvier 1789, le brevet de médecin de la Généralité de Rouen pour l'inoculation de la petite vérole était remis à Hardy.

Le *Journal de Normandie* rendit immédiatement compte de cette nomination :

ETABLISSEMENT UTILE.

Hospice d'inoculation, protégé par le Gouvernement.

Monsieur,

Les Cours de Portugal et d'Espagne sont plongées dans le deuil ; la plus désastreuse des maladies, la petite vérole, vient de moissonner, en un mois, le Prince du Brésil, la Princesse sa sœur, épouse de l'Infant d'Espagne, Dom Gabriel, l'enfant auquel elle venait de donner le jour, et le prince Dom Gabriel lui-même.

Il n'est que trop vraisemblable que la mort du Roi d'Espagne, qui les a immédiatement suivis au tombeau, a été beaucoup avancée par le chagrin que lui ont causé des coups aussi cruels et aussi imprévus.

Si jamais une circonstance doit faire sentir l'importance et l'utilité de l'inoculation, c'est incontestablement celle ou la France se félicite plus que jamais de voir à l'abri d'un tel fléau le monarque chéri qui, lors de son avènement au trône, eut le courage de se soumettre à cette opération salutaire, en même temps qu'une partie de son auguste famille.

Je crois donc, Monsieur, me rendre utile à une nombreuse classe de vos lecteurs en annonçant que votre ville va devoir à l'un de ses anciens administrateurs, appelé par son mérite auprès du trône, à M. de Villedeuil, un établissement qui ne cesse point de s'intéresser particulièrement à elle.

Ce Ministre, d'après le rapport de M. de Maussion, voulant favoriser l'Hospice d'inoculation déjà disposé par le Dr Hardy, à l'extrémité du fauxbourg Saint-Sever, sur la paroisse de Sotteville, vient de déterminer Sa Majesté à lui accorder le titre de médecin de la Généralité de Rouen pour l'inoculation de la petite vérole. Le brevet du Roi est en date du 20 décembre dernier et conçu dans les termes les plus honorables pour ce médecin, au mérite duquel je me fais un plaisir de rendre hommage[1].

C'est à cette époque qu'à Rouen le plus grand nombre d'inoculations fut pratiqué ; la Municipalité fut même obligée de prendre une décision à cet égard :

---

1. *Journal de Normandie*, par Milcent, 28 janvier 1789.

Délibération relative à l'inoculation de la petite vérole.

25 nivôse, 4me année républicaine.

L'Administration municipale dirigeant son attention sur tous les abus contraires à une sage police et surtout sur ceux capables de porter préjudice à la sûreté de ses concitoyens, informée que depuis quelque temps l'inoculation de la petite vérole se pratique dans l'intérieur de cette commune à un tel point qu'il ne pourrait qu'en résulter les plus funestes effets ;

Considérant que les règlements anciens ont expressément défendu que cette pratique fût mise en usage dans l'enceinte et à proximité des villes, et quelques-uns même jusqu'à la distance de plusieurs lieues ;

Considérant que l'infraction multipliée qui est faite à des règlements aussy sages ne peut s'attribuer qu'à ceux des gens de l'art eux-mêmes qui inoculent, et qui loin d'y porter atteinte auraient dû les premiers en maintenir l'exécution ;

Considérant, enfin, que tolérer dans l'enceinte d'une commune, surtout aussi peuplée que la nôtre, une semblable pratique, c'est y entretenir un foyer sans cesse renaissant de putridité dont les parties volatiles et malignes propagent cette maladie si funeste au genre humain, et dont les effets sont d'autant plus meurtriers que ces miasmes sont respirés par des individus atteints à l'improviste et sans les préparations nécessaires pour en tempérer la malignité,

Délibère, le commissaire provisoire du Directoire exécutif entendu, ce qui suit, et ayant pris au préalable les avis de plusieurs médecins et chirurgiens de cette commune en possession de la confiance publique, lesquels condamnent l'abus dont il s'agit comme infiniment préjudiciable :

Article premier.

Il est défendu à quelque personne que ce soit, sous toutes les peines au cas appartenant, d'inoculer ou de faire inoculer dans l'intérieur de cette commune ainsy que dans ses fauxbourgs et dans l'étendue du territoire de ladite commune.

Article 2.

Il est enjoint à tous ceux des gens de l'art ou autres qui traitent en ce moment des malades de la petite vérole par la méthode de l'inoculation, ainsi qu'aux pères, mères ou chefs de maison chez qui les malades de l'espèce désignée sont traités, de venir sous vingt-quatre heures en faire la déclaration au bureau de police civile de la maison commune.

Article 3.

Tous ceux qui ont connaissance qu'il y ait des inoculés de la petite vérole dans quelques maisons de la ville et des fauxbourgs ou dans l'étendue du territoire de cette commune, ou qui viendraient à avoir connaissance qu'il y en eût dans la suite, sont invités au nom de l'humanité d'en envoyer ou d'en venir passer leur déclaration au bureau ci-dessus.

Article 4.

La présente délibération sera imprimée et affichée aux lieux accoutumés. Il est recommandé aux commissaires de police de veiller particulièrement à son exécution [1].

Au moment où l'inoculation avait le plus de succès à Rouen, Jenner pratiquait en Angleterre la première vaccination officielle, le 14 mai 1796 ; deux ans après, il publiait son *Traité*, et en 1800, les premières vaccinations étaient pratiquées en France. A Rouen, le propagateur de la vaccine fut Blanche [2]. Rappelons que Gustave Flaubert eut l'intention de publier, avec ses amis Maxime du Camp et Louis Bouilhet, une tragédie qui aurait été intitulée : *Jenner ou la découverte de la vaccine* ; ce projet ne fut pas exécuté. Les inoculateurs donnaient le germe même de la petite vérole ; les vaccinateurs donnèrent une maladie avec laquelle la petite vérole ne pouvait évoluer.

La vaccine tua l'inoculation ; elle avait vécu pendant 40 ans et avait donné lieu à des discussions nombreuses, tant sur le danger de l'inoculation que sur les moyens employés pour pratiquer cette opération. Nous ne les rappellerons pas et nous ne donnerons pas connaissance des objections soulevées par cette pratique, dont quelques-unes sont fondées et d'autres ridicules, ayant voulu seulement donner connaissance de quelques notes que nous avions recueillies sur l'inoculation de la petite vérole à Rouen. A la fin du XVIIIe siècle, on a créé des maisons d'isolement pour les inoculés de la petite vérole ; dans quelques mois, à la suite des remarquables travaux de MM. Calmette et Guérin, nous assisterons peut-être à la fondation de maisons d'isolement pour les enfants vaccinés contre la tuber-

---

1. *Préoccupations municipales pour l'hygiène et la santé publique à Rouen*. Résumé historique, 1389 à 1830, par le docteur G. Panel, page 29.

2. *Recherches historiques sur l'ancienneté de la vaccine et sur son application à l'espèce humaine comme moyen préservatif de la petite vérole ordinaire, avec la méthode de l'inoculer, suivie de faits, d'observations et d'un plan général d'inoculation*, par Antoine-Louis Blanche, membre et prevost du ci-devant Collège de chirurgie de Rouen, ex-chirurgien en chef des hôpitaux militaires, membre de la Commission de médecine de la ville de Rouen, an X.

culose. Mais au lieu d'isoler pour éviter la diffusion de la maladie comme on le faisait pour la petite vérole, on isolera pour préserver les vaccinés contre la tuberculose ; une condition nécessaire pour préserver les enfants vaccinés serait de les tenir pendant quatre mois à l'abri d'une contamination tuberculeuse. La vaccine a fait son apparition en France au début du xix° siècle ; il est à souhaiter que la vaccination antituberculeuse vienne, à un siècle d'intervalle, diminuer la mortalité par tuberculose, comme la vaccine la diminue pour la variole.

R. HÉLOT.

XXX

UN CONTRAT
entre MESMER et ROÜELLE
Médecin de l'Hôtel-Dieu de Rouen (1784)

Le magnétisme animal condamné plusieurs fois par les Sociétés savantes avait obtenu auprès du public un énorme succès. Les femmes trouvent enfin ce qu'elles cherchent depuis un siècle : le remède de leurs vapeurs. Le surnaturel est un besoin chez la femme du xviiie siècle ; de là le succès fou des baquets. A peine Mesmer est-il à Paris qu'il est devenu à la mode de se réunir autour des fameux baquets de la place Vendôme. Les cabriolets, les chaises à porteurs en vernis des frères Martin et les carrosses armoriés encombrent la porte de l'idole. On court à Mesmer apportant le magnétisme et le surnaturel de la médecine. Les trois baquets réservés aux riches sont retenus longtemps d'avance pour la soirée, comme actuellement nous faisons réserver une loge pour un jour de première. Pendant que les mesméristes « pompent le précieux fluide dans le réservoir du magnétisme animal »[1], Mesmer émet des sons « doux et affadissants » en frappant sur des verres plus ou moins remplis d'eau, et fait accompagner sa mélopée par un piano et des chants[2]. En guise de souper, les sujets d'élite terminent leur soirée dans la salle des crises ou l'enfer aux convulsions.

Les cures merveilleuses faites par Mesmer firent redouter à M. de Montesquiou, à La Fayette, au prince de Condé, aux ducs de Bourgogne et de Coigny et à tous ses admirateurs, la disparition d'un homme qui possédait des moyens thérapeutiques si puissants. Que deviendrait l'humanité, se demandaient des dévots du fluide, si l'initiateur venait à mourir et emportait son secret dans la tombe ?

---

1. *Mémoires de Bachaumont*, 20 mai 1785.
2. Rapport des Commissaires.

D'autres, plus patriotes, s'écriaient : Quelle perte pour la France, si le grand homme portait son secret à l'étranger! Ces réflexions étaient répétées par des femmes comme Mmes de Lamballe, de Gléon, de Saint-Martin, la marquise de Coaslin et la duchesse de Villeroy, admiratrices ou clientes de Mesmer, et on sait l'influence des femmes sur la politique de cette époque. Le gouvernement se décida à faire des propositions à l'illustre empirique pour le fixer définitivement en France. Dans le cours de l'année 1781, le ministre Maurepas lui offrit une pension viagère de vingt mille livres pour l'engager à former des élèves, et dix mille livres qu'il devait employer au loyer d'une maison propre à recevoir des malades. On prétend même que le cordon de Saint-Michel lui était offert s'il acceptait ces conditions. Mesmer repoussa ces offres magnifiques, témoignage de l'engouement de l'époque pour le nouveau catholicon. Ce refus de l'inventeur du mesmérisme reposait sur la crainte d'une circonstance venant « faire suspendre ou même supprimer le payement des pensions qui lui auraient été accordées »[1]. Craintes très fondées, à notre avis, et qui prouvent les doutes que Mesmer avait lui-même sur la continuation de ses succès ; le jour où il aurait été considéré comme un charlatan, le gouvernement lui aurait-il continué une si belle rente? Mesmer partit alors pour Spa. Les craintes de ses admirateurs allaient donc se réaliser? Il n'y avait qu'un moyen d'obtenir de Mesmer son secret, c'était de lui offrir le capital de la rente que le gouvernement lui avait proposée.

Un « homme de lettres », qui devait à Mesmer le rétablissement de sa santé, grâce à la condescendance de l'auteur de la plus grande découverte du siècle, qui voulut bien le traiter plusieurs mois, moyennant une rétribution mensuelle de dix louis — ce malade reconnaissant était Bergasse — eut l'idée, en octobre 1783, d'une souscription. Il pensait que l'on n'avait pas le droit de demander à Mesmer sa découverte « sans acquitter envers lui la dette de l'humanité »[2]. « La souscription devait être composée de cent actions, à cent louis chacune; les cent actions remplies et leur prix acquitté, le docteur Mesmer devait rassembler les actionnaires et leur révéler le système de ses connaissances, dont ceux-ci pourraient disposer

---

1. Prospectus de la souscription déposée chez Me Margautin, notaire.

2. *Considérations sur le magnétisme animal, ou sur la théorie du monde et des êtres organisés, d'après les principes de Mesmer*, par BERGASSE ; à La Haye, 1784, note de la page 30.

ensuite comme d'une propriété à eux »[1]. Ce ne sont pas quelques pages qu'il faudrait écrire, mais un volume, si l'on voulait retracer l'histoire de cette Société qui prit le nom de Société de l'Harmonie. Dès 1785, il parut trois brochures relatives à cette souscription ; la première, intitulée « Sommes versées entre les mains de M. Mesmer, pour acquérir le droit de publier sa découverte »[2], donna naissance à une réponse de Mesmer, qui, elle-même, suscita une réponse de Bergasse. Nous n'avons pas l'intention de suivre ces discussions, ayant seulement pour but de publier un des contrats signés par Mesmer.

Le haut prix fixé pour être inscrit comme élève de Mesmer empêcha, malgré le nombre toujours croissant de ses admirateurs, le recrutement rapide des souscripteurs. Ce n'est qu'au mois d'avril 1784 que Bergasse, remplissant les fonctions de rabatteur, put présenter à son maître cent *chevaliers* désirant composer l'Ordre de l'Harmonie ; il lui avait fallu six mois pour les réunir.

Un médecin de Rouen, Jean-Antoine Roüelle, médecin de l'Hôtel-Dieu, demeurant alors « rue du Hallage, près la rue du Bac, au bout de celle de la *Salamand* », suivit les leçons de Mesmer, comme le témoigne le contrat reproduit ici, signé par lui et par l'auteur du magnétisme.

L'existence de contrats semblables est connue. On les trouve reproduits dans quelques ouvrages relatifs au magnétisme. Mesmer, dans la *Lettre de l'auteur de la découverte du magnétisme animal à l'auteur des réflexions préliminaires*, cite tout au long le contrat qu'il signa avec M. d'Ep..., le 8 mai 1784[3]. M. Picher de Grandchamp, à la fin du *Mémoire de F.-A. Mesmer sur ses découvertes*, publie sa convention avec Mesmer, signée le 5 avril 1784[4]. Ces deux engagements sont semblables l'un à l'autre, et également identiques à deux contrats de Mesmer que nous possédons : l'un, dont nous venons de parler, signé avec Roüelle, le 14 juin 1784 ; l'autre, signé avec Dombey, médecin de la Faculté de Montpellier, le 12 mai 1784. Nous ne pensons pas que l'original d'un contrat semblable ait été reproduit.

---

1. Observations de M. BERGASSE sur un écrit du Dr Mesmer ayant pour titre : *Lettre de l'inventeur du magnétisme animal à l'auteur des réflexions préliminaires* ; à Londres, 1785, page 11.

2. Paris, 1785 ; in-8, 8 pages.

3. Page 4. On peut penser qu'il s'agit du contrat fait avec d'Epremesnil.

4. Paris, 1826.

Nous soussignés, ANTOINE MESMER, Docteur en Médecine, d'une part, & *Jean Antoine Rouelle Docteur en medecine demeurant a Rouen* d'autre part, sommes convenus, double entre nous de ce qui suit, SAVOIR :

Moi, ANTOINE MESMER, ayant toujours désiré de répandre parmi des personnes honnêtes & vertueuses, la Doctrine du MAGNÉTISME ANIMAL, je consens, & je m'engage à instruire dans tous les principes qui constituent cette Doctrine, M. *ou* *Rouelle* dénommé ci-dessus, aux conditions suivantes :

1°. Il ne pourra former aucun Elève, transmettre directement ou indirectement, à qui que ce puisse être, ni tout, ni la moindre partie des connoissances, relatives, sous quelque point de vue que ce soit, à la découverte du MAGNÉTISME ANIMAL, sans un consentement par écrit, signé de moi.

2°. Il ne fera, avec aucun Prince, Gouvernement, ou Communauté quelconque, ni négociation, ni traité, ni accord d'aucune espèce relatifs au MAGNÉTISME ANIMAL, me réservant expressément & privativement cette faculté.

3°. Il ne pourra, sans mon consentement exprès & par écrit, établir aucun Traitement public, ou assembler des Malades pour les traiter en commun par ma Méthode, lui permettant seulement de voir & de traiter des Malades en particulier, & d'une manière isolée.

4°. Il s'engagera avec moi par le serment sacré DE L'HONNEUR verbal & écrit, à se conformer rigoureusement, sans restriction aucune, aux conditions ci-dessus, & à ne faire, autoriser, favoriser, directement ou indirectement, dans quelque partie du monde qu'il habite, aucun Etablissement, sans mon attache formelle.

Et moi, *Jean Antoine Rouelle* dénommé ci-dessus, considérant que la Doctrine du MAGNÉTISME ANIMAL est la propriété de M. MESMER son Auteur, & qu'il n'appartient qu'à lui de déterminer les conditions auxquelles il consent de la propager, j'accepte en totalité les conditions énoncées au présent Acte, & j'engage par écrit, comme je l'ai fait verbalement, ma parole d'honneur la plus sacrée d'en observer la teneur de bonne-foi, avec l'exactitude la plus scrupuleuse.

FAIT DOUBLE entre nous librement, sous nos seings, avec promesse de ratifier par-devant Notaire, à la première réquisition d'une des deux Parties, aux frais du requérant. A PARIS, le *14 Juin 1784*.

On n'est pas étonné de voir les précautions que prend Mesmer pour éviter la diffusion d'un secret qui lui est si précieux. Il fait promettre, par le serment sacré de l'honneur, aux personnes qu'il a instruites de tous les principes qui constituent le magnétisme animal, de ne pas former des élèves, de ne pas créer des établissements publics......., sans son autorisation. Il est curieux de ne pas voir mentionnée, dans cet engagement, la rétribution de cent louis offerte à l'auteur du magnétisme animal par chacun de ses élèves. Si cette clause n'y figure pas, c'est simplement par délicatesse pour Mesmer ; si on avait rappelé la souscription, Mesmer se serait montré en quelque sorte comme vendant une découverte utile à l'humanité, « idée odieuse, écrit Bergasse, qu'il fallait soigneusement écarter »[1]. Il était bon d'ailleurs, toujours suivant l'avis du même admirateur de Mesmer, de lui donner une preuve de confiance et de noblesse en s'abandonnant à sa bonne foi ! On ne retrouve pas davantage une clause contenue dans les engagements de Mesmer avec ses douze premiers élèves : celle des cinquante mille écus de dommages-intérêts qui devaient être payés à Mesmer si un de ses élèves révélait sa doctrine. Les fondateurs de la Société de l'Harmonie étaient arrivés, malgré l'opposition de Mesmer, à substituer à cet engagement une simple parole d'honneur.

Rouëlle fit-il partie des souscripteurs à cent louis ? Nous pouvons affirmer que non, d'après le titre de la brochure suivante, assez rare pour ne pas exister à la Bibliothèque nationale : *Tableau des cent premiers membres qui ont fondé la Société de l'Harmonie, suivant la date de leur réception faite à Paris, depuis le 1er octobre 1783 jusqu'au 5 avril 1784*[2]. Or, Rouëlle signa son contrat le 14 juin ; comme il y avait cent personnes inscrites le 5 avril, il ne fut donc pas au nombre des cent premiers privilégiés. Il aurait certainement hésité à faire une dépense si importante, car le médecin de l'Hôtel-Dieu n'était pas très riche ; quand il fut arrêté sous la Terreur, accusé d'incivisme et d'aristocratie, il déclara qu'il n'avait comme moyen de subsistance que le revenu d'une maison située au Marché-aux-Veaux, qu'il louait au citoyen Reverdun, et ce que sa profession lui rapportait[3]. D'un autre côté, Bergasse écrit qu'il y eut

---

1. Observations de M. Bergasse sur un écrit du Dr Mesmer, ayant pour titre : *Lettre de l'inventeur du magnétisme animal à l'auteur des réflexions préliminaires;* Londres, 1785, page 19.
2. In-12, 51 pages ; Paris, 1784.
3. *Archives de l'Hôtel-de-Ville de Rouen* : Dossier de l'arrestation de Rouëlle.

environ trois cents personnes qui voulurent acquérir du nouveau marchand d'orviétan « le préservatif de toutes les maladies ». Mais il n'y en eut que « cent seuleument formés à Paris, qui lui ont payé le prix fixé par la souscription, et qui ont, en conséquence, reçu du docteur Mesmer, des reconnaissances ; ce qu'ont payé les deux cents autres dans les provinces se réduit à des contributions volontaires, lesquelles ont été employées sur les lieux, de l'ordre exprès de Mr Mesmer à des œuvres de bienfaisance »[1]. Notons, en passant, que ce désintéressement de l'inventeur du magnétisme est assez difficile à admettre, puisque nous savons qu'à la même époque, dans certaines Sociétés de l'Harmonie, à Bordeaux, par exemple, Mesmer exigeait vingt-cinq louis de chaque membre nouveau[2]. Les mémoires du temps nous apprennent que quand Mesmer eut reçu 291,840 livres, résultat de la souscription, les chevaliers de l'Ordre de l'Harmonie, qui suivaient ses cours depuis un certain temps, prièrent l'inventeur de leur révéler le grand secret qu'il annonçait toujours et dont il ne disait rien[3]. Le charlatan voulut ajourner cette révélation ; mais des difficultés s'étant élevées, il abandonna, dit-on, ces souscripteurs qui avaient été assez naïfs pour verser chacun 2,400 livres. A en croire un apôtre de cette médecine nouvelle, Mesmer n'avait rien appris à ces gogos, et il défend ainsi son maître des accusations que l'on pourrait porter contre lui : « C'est un homme de talent qui a profité des circonstances pour retrancher à son profit une partie du superflu des personnes qui lui ont donné leur confiance ; ce n'est pas un grand malheur »[4]. Mme Humbert n'a pas fait autre chose un siècle plus tard ! Malgré ce manque de bonne foi, Mesmer put reformer la Société, et trouva 430 personnes désireuses d'apprendre cet art merveilleux de guérir par simple attouchement. Il est bien probable qu'il n'exigea pas d'elles une souscription aussi

---

1. *Considérations sur le magnétisme animal ou sur la théorie du monde et des êtres organisés, d'après les principes de M. Mesmer*, par M. BERGASSE ; à La Haye, 1784, note de la page 30.

2. *La Maçonnerie mesmérienne, ou les leçons prononcées par F. Moncet, Riala, Thimola, Séca et Le Cophon, de l'Ordre de l'Harmonie, en Loge mesmérienne de Bordeaux, l'an des influences 5,484, du mesmérisme le 1er*, par M. J.-B. B***, D. M. ; à Amsterdam, 1784, note de la page 3.

3. *Mémoires secrets* de BACHAUMONT.

4. *Apologie de Mesmer, en réponse à la brochure intitulée : Mémoire pour servir à l'histoire de la jonglerie, dans lequel on démontre les phénomènes du mesmérisme.*

élevée qu'au début ; il est certain aussi qu'il ne leur fit pas cadeau de son prétendu secret. La liste de ces membres de la Société de l'Harmonie de France était inscrite sur les premières pages d'un registre de la Société ; ce registre, en 1852, était en la possession de M. Mialle, qui voulut bien publier la liste des membres dans le *Journal du magnétisme*, de du Potet [1]. Le médecin de Rouen, Roüelle, a le numéro 171, et on voit qu'il lui avait été accordé l'autorisation de créer dans sa ville un établissement magnétique, faveur que Mesmer faisait à beaucoup de médecins.

Roüelle dut se rendre à Paris, comme firent quatre médecins de Lyon, Faisole, Orelut, Bonnefoi et Picher Grandchamps, pour être initié aux secrets du magnétisme animal. Les cours n'étaient pas faits par Mesmer ; il ne faisait que présider, et c'était Bergasse qui parlait. Le docteur viennois s'exprimait difficilement en français, et il arriva pour ses leçons ce qui était déjà arrivé pour ses écrits ; c'était Bergasse qui écrivait et Mesmer qui signait. Le dernier des médecins lyonnais que nous venons de citer nous a laissé le récit de ce qu'ils firent à leur arrivée à Paris. Pendant quinze jours ils furent sévèrement examinés sur leurs connaissances physiques, sur leur capacité, sur leur moralité. puis on les admit comme élèves adeptes après avoir signé le fameux contrat [2]. Parmi les élèves présents se trouvaient beaucoup de médecins qui désiraient « augmenter ou rectifier leurs connaissances médicales ». Le cours dura deux mois.

Roüelle devait s'attendre, comme tous ses confrères, à des révélations extraordinaires ; et, de même que beaucoup d'entre eux, il dut avoir une désillusion en apprenant le fameux secret. A notre connaissance, il n'a pas laissé à Rouen de traces de son savoir magnétique, et il ne fonda pas l'établissement qu'il était autorisé à créer. Nous savons seulement, par un illustre médecin de Rouen, Lepecq de la Clôture, que le magnétisme ne fit pas de cures merveilleuses dans cette ville. C'est, du moins, ce que nous laisse entrevoir l'extrait d'une lettre écrite par Lepecq, en août 1784, à la *Société royale de Médecine*, relative au magnétisme, extrait cité par Thouret : « ..... dans les différentes villes de province, les médecins, témoins des traitements qui y étaient établis, n'ont observé

---

1. Du Potet : *Journal du magnétisme*, année 1852 : Liste des souscripteurs de la Société de l'Harmonie.

2. *Mémoire de F.-A. Mesmer, docteur en médecine, sur ses découvertes*, par J.-L. Picher Grandchamp ; Paris, 1825, page 15.

aucune cure ni guérison réelle » [1]. Lepecq fait probablement allusion aux insuccès du sieur Mulletier qui établit à Rouen, en 1784, un traitement magnétique [2]; il dut d'ailleurs, avant d'écrire cette lettre, demander à Roüelle, son collègue du Collège des médecins de Rouen, qui avait étudié le magnétisme, son opinion sur ce sujet. On peut s'étonner du peu de succès remporté par le magnétisme à Rouen, quand on lit ceux obtenus à la même époque dans cette ville, à l'aide des aimants et de l'électricité, dans les mains d'un chanoine, Lenoble; d'un docteur en théologie, Adam, et d'un concierge, Pitette. L'un arrive à augmenter la sécrétion lactée d'une nourrice ! Un autre guérit une paralysie ; mais, pendant le traitement, « il se fit une éruption de poux » ; aussi, l'empirique se demande-t-il si « la paralysie n'aurait pas été causée par l'humeur pédiculaire ? » [3]. Mais les *Annonces de la haute et basse Normandie*, qui relatent ces cures merveilleuses, se tiennent coites quant au magnétisme.

On peut ranger Roüelle dans les élèves de Mesmer qui ne se livrèrent pas à la pratique du magnétisme, trouvant qu'on ne leur leur avait pas enseigné ce qu'on leur avait promis, et qui « voulaient, avec juste raison, du solide, comme les louis qu'ils avaient donnés [4] ». S'il ne quitta pas le cours de Mesmer avec fracas, comme le Dr Bertholet [5], il dut, comme lui, croire que l'agent nommé par Mesmer le magnétisme animal n'existait pas.

Les circonstances ne favorisèrent d'ailleurs pas la diffusion du mesmérisme ; à la fin de l'année 1784, la Société de Médecine et l'Académie condamnaient la théorie du magnétisme animal ; et les rapports de ces Sociétés, répandus à profusion, frappèrent cette science d'un coup terrible. Mesmer s'enfuit en Angleterre, sous un nom d'emprunt, oubliant, dit-on, d'emporter son baquet, mais non les sommes énormes que ses jongleries lui avaient procurées. Persécuté, il eut la consolation d'être comparé, par ses admirateurs, à Galilée, à Harvey, à Christophe Colomb, et d'être parodié comme Socrate.

---

1. *Extrait de la correspondance de la* Société royale de Médecine, *relativement au magnétisme animal*, page 10.

2. *Annales, affiches et avis divers de la haute et basse Normandie* (27 août 1784).

3. *Annonces, affiches et avis divers de la haute et basse Normandie* (années 1771 à 1773).

4. *Mémoire pour servir à l'histoire de la jonglerie, dans lequel on démontre les phénomènes du mesmérisme* ; à Londres, 1784, page 33.

5. *Mémoires secrets* de Bachaumont ; 21 août 1785.

On doit reprocher à Mesmer sa charlatanerie, et d'avoir voulu s'approprier une découverte qui, en réalité, était très ancienne ; mais il faut reconnaître que c'est le magnétisme, cette science qui se payait si cher au xviiie siècle, qui a donné naissance à l'hypnotisme. On s'est beaucoup moqué du magnétisme, peut-être à tort, car la vieille hypothèse du magnétisme animal n'est pas irrévocablement condamnée ; il existe actuellement des physiciens et des physiologistes qui admettent l'existence d'un rayonnement nerveux qui rappelle les effluves magnétiques [1].

Nous sommes heureux d'adresser ici tous nos remerciements à MM. Beaurain, bibliothécaire de la ville de Rouen, Cabaton, bibliothécaire à la Bibliothèque nationale, et Dureau, bibliothécaire de l'Académie de Médecine, qui nous ont si aimablement fourni les renseignements que nous leur avons demandés.

R. HÉLOT.

---

1. *Hypothèse du magnétisme animal, d'après des recherches récentes*, par BOIRAC. (*Nouvelle Revue*, 1er octobre 1895.)

TABLE DES MATIÈRES

	Noms des Auteurs	Pages
Quelques mots sur l'assistance aux indigents vers le milieu du xvɪᵉ siècle, à Rouen	A. Halipré.	121
L'amphithéâtre de l'Ecole d'anatomie et de chirurgie de Rouen, construit sur la porte Bouvreuil	R. Hélot.	127
Maître Hervé Fierabras, docteur en médecine rouennais	P. Derocque.	139
L'alimentation des enfants au xvɪᵉ siècle, d'après un manuscrit de la Bibliothèque municipale de la Ville de Rouen.	P. Derocque.	147
Arrêt de 1670, concernant la vente et la distribution des eaux minérales.	R. Hélot.	151
La tuberculose d'Achille-Cléophas Flaubert.	R. Hélot.	157
Le lavement dans la céramique rouennaise	P. Derocque.	165
Les cachets d'oculistes en Normandie.	P. Petit.	169
Une question d'hygiène rue Martainville à la fin du xvɪᵉ siècle	G. Panel.	187
Notes sur l'otologie à Rouen au xvɪɪɪᵉ siècle.	R. Hélot.	193
L'obstétrique du Musée de céramique de Rouen.	P. Derocque.	207
Une consultation à Rouen en 1786 : l'air et le lait dans la tuberculose au xvɪɪɪᵉ siècle.	R. Hélot.	211
Les Corneille et la médecine	R. Hélot.	217
Notes historiques sur l'inoculation de la petite vérole, principalement à Rouen.	R. Hélot.	253
Un contrat entre Mesmer et Roüelle, médecin de l'Hôtel-Dieu de Rouen (1784)	R. Hélot.	265

ROUEN. — IMPRIMERIE LECERF FILS.

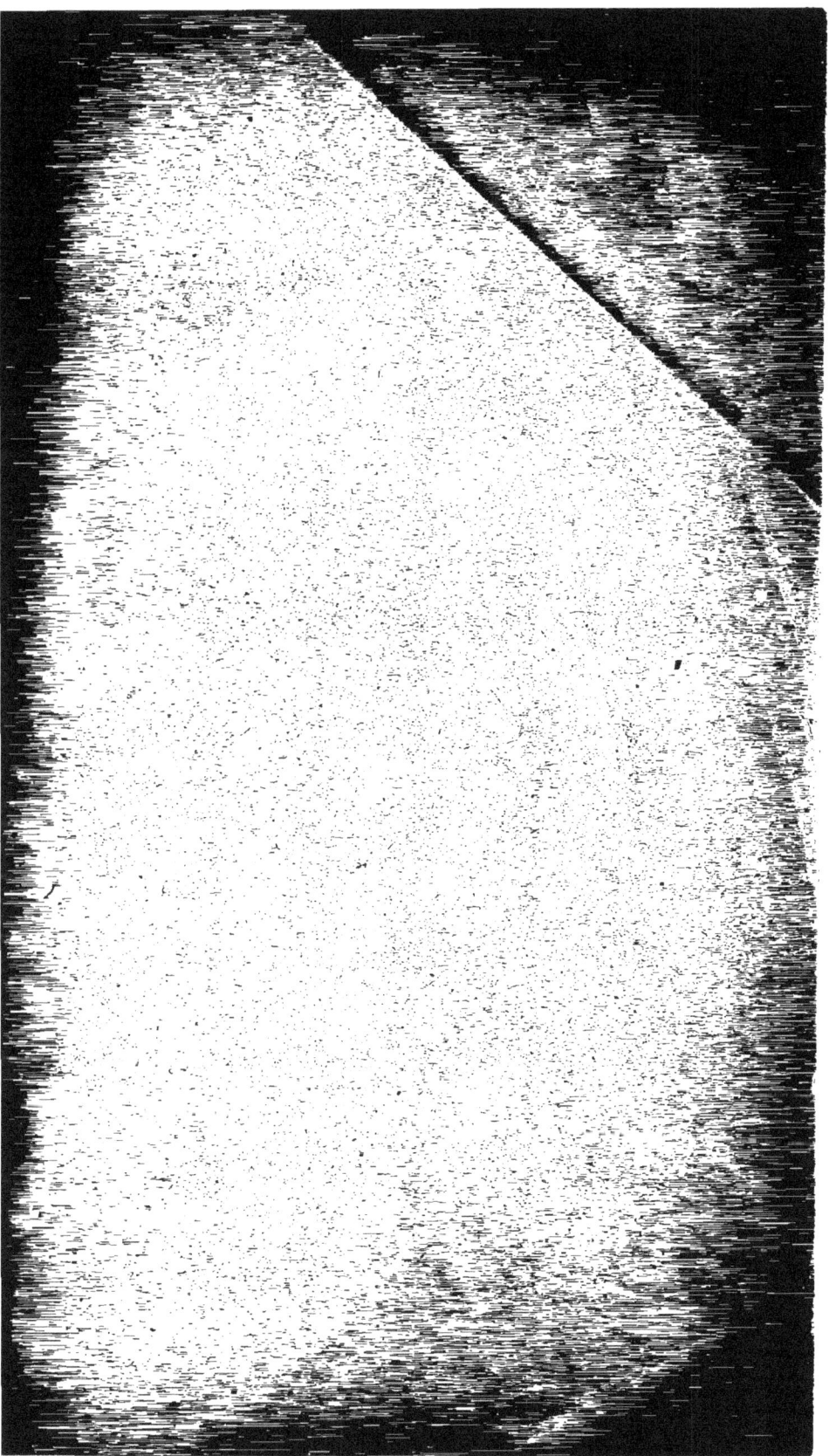

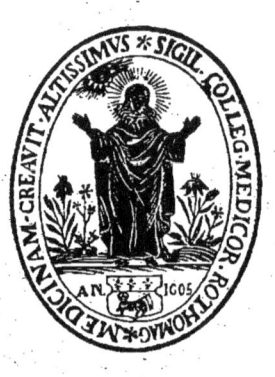

www.ingramcontent.com/pod-product-compliance
Lightning Source LLC
Chambersburg PA
CBHW050213230526
45470CB00001B/364